Alice Martins Gomes

Emergência

Planejamento e organização da Unidade. Assistência de Enfermagem

2ª Edição atualizada e ampliada

Dados Internacionais de Catalogação na Publicação (CIP)
(Câmara Brasileira do Livro, SP, Brasil)

Gomes, Alice Martins
Emergência : planejamento e organização da unidade : assistência de enfermagem / Alice Martins Gomes. — 2. ed. atual e ampl. — São Paulo : EPU, 2008.

Bibliografia.
ISBN 978-85-12-12350-9

1. Enfermagem 2. Enfermagem em emergências
I. Título.

08-04906 CDD-610.7361

Índices para catálogo sistemático:

1. Emergências : Enfermagem 610.7361
2. Enfermagem em emergências 610.7361

Alice Martins Gomes

Emergência

Planejamento e organização da Unidade. Assistência de Enfermagem

2ª Edição atualizada e ampliada

E.P.U.

EDITORA PEDAGÓGICA E UNIVERSITÁRIA LTDA.

Sobre a autora

Alice Martins Gomes é formada pela Escola de Enfermagem da Universidade de São Paulo. Dirige suas atividades profissionais para a assistência de enfermagem aos pacientes críticos. Tem larga experiência em UTI, participando efetivamente do planejamento e organização de várias unidades. Desenvolve atividades didáticas junto a profissionais da área, em cursos de treinamento e atualização. Foi diretora do Serviço de Pronto Atendimento do Hospital Universitário da USP. Atuou na FUNDAP (Fundação do Desenvolvimento Administrativo/SP) durante vários anos, junto aos programas de Residência Médica a Aprimoramento Profissional (PAP), tendo sido coordenadora do PROFAE (Programa de Formação de Técnicos e Auxiliares de Enfermagem) no Estado de São Paulo (2001-2005).

Capa: Paulo Hiss
Ilustrações: Pergaminno Design

2ª edição atualizada e ampliada

ISBN 978-85-12-**12350**-9

E. P. U. — Telefone (0++11) 3168-6077 — Fax (0++11) 3078-5803
E-mail: vendas@epu.com.br — *Site:* http//www.epu.com.br
Rua Joaquim Floriano, 72 — 6º andar — salas 65/68 — 04534-000 — São Paulo — SP

Impresso no Brasil Printed in Brasil

Sumário

Apresentação

Preparamos esta obra com o objetivo de fornecer informações sobre a organização de áreas de atendimento de emergência e a assistência de enfermagem, dirigida a pacientes graves em condições específicas de urgência médica.

A necessidade sentida em relação à falta de publicações nacionais nessa área e as atividades desenvolvidas durante alguns anos, na organização e atuação em unidades de emergência, conduziram-nos à elaboração deste material específico, que poderá ajudar outros profissionais no desempenho de suas tarefas.

Seu conteúdo é altamente prático, com propostas objetivas para uma assistência de enfermagem sistematizada, apoiada em princípios de segurança e minimização de riscos e complicações.

Pretende a obra oferecer recursos, para que o atendimento emergencial se concretize numa filosofia de trabalho inteiramente voltada para o paciente e suas necessidades.

Em todo o tempo, estivemos preocupadas em estabelecer os limites do atendimento na unidade de emergência, apresentando os meios, para que os propósitos assistenciais sejam atingidos. Acreditamos que, em sua essência, o assistir o paciente na emergência implica simultaneamente a predisposição de preparar outras unidades para o atendimento de suas necessidades. Estabelecemos, então, que a emergência não é um "serviço fim" e criamos um padrão de assistência, cerceado pela estrutura física e funcional da unidade. Na realidade, dispusemo-nos a discorrer sobre o assunto, fugindo dos padrões assistenciais próprios das unidades de internação gerais ou específicas.

Salientamos o compromisso da enfermagem em resgatar na emergência os melhores métodos do cuidado ao paciente, com um desempenho objetivo e preciso, fundamentado no conhecimento técnico-científico e pautado por princípios ético-morais.

Almejamos, com este trabalho, despertar o interesse dos profissionais da saúde para o atendimento nas urgências e compartilhar as nossas experiências na área.

Agradecemos aos que conosco trabalharam na emergência do Hospital Universitário da Universidade de São Paulo e aos que ali somaram esforços para o estabelecimento de uma assistência centralizada no paciente. Agradecemos a Deus que tem permeado a nossa vida profissional de experiências e oportunidades gratificantes, como esta de poder registrar informações e orientações profissionais da assistência de enfermagem nas emergências.

O desenvolvimento das ações de enfermagem, já experimentadas e passíveis de serem implementadas segundo os modelos apresentados, caracteriza o papel do enfermeiro em sua indispensabilidade e contribui para que encontremos algumas fortes razões para um exercício profissional dinâmico, integral, criativo, harmônico e seguro.

Esperamos, ainda, que esta obra traga uma parcela de colaboração para a prática da enfermagem e uma resposta ao apelo das necessidades humanas.

Alice M. Gomes
São Paulo, 1994.

Apresentação da segunda edição atualizada e ampliada

Fizemos a revisão e a atualização desta obra, para uma 2ª edição, mantendo os princípios básicos para a atuação do enfermeiro nas unidades de emergência.

Um capítulo novo foi acrescentado ao livro, versando sobre o atendimento pré-hospitalar nas situações de emergência, com o objetivo de apresentar o trabalho dos profissionais que atuam na área. Sua autora tem ampla experiência no atendimento pré-hospitalar, sendo uma enfermeira dedicada, criteriosa e estudiosa no exercício de suas atividades teórico-práticas.

Sua utilização, em função do conteúdo, exige do enfermeiro um alto grau de conhecimentos técnico-científicos e um desenvolvimento prático intensivo, desejável na assistência ao paciente de risco.

Desejamos, com ela, enriquecer as ações de enfermagem e estabelecer o dinamismo eficaz nas ações emergenciais pressupondo que as bases para as mesmas (fundamentações teóricas) estão plenamente incorporadas no "saber" dos enfermeiros.

Continua sendo uma obra despretensiosa, com conteúdo altamente prático.

Alice M. Gomes
São Paulo, 2008.

Prefácio

A progressiva desestruturação da assistência médica pública, ocorrida através dos anos, devido à falta de planejamento, aos desvios de verbas e a outras infindáveis mazelas, trouxe a deterioração das instituições hospitalares e o desgaste de seus recursos humanos. Com isso, os serviços de emergência converteram-se, para uma considerável parcela da população, no principal, quando não no único, acesso ao sistema de saúde. A crescente demanda e as precárias condições de atendimento resultaram, como era de se esperar, em inexorável quebra no padrão assistencial por parte dos prontos-socorros e das demais unidades de emergência. Apesar disso, elas continuaram e continuam a ter credibilidade perante a opinião pública. Como explicar este paradoxo?

Existem várias respostas plausíveis. A mais óbvia é sua própria disponibilidade. É o que resta. Abertas 24 horas por dia, são como coração de mãe: sempre cabe mais um. Outra resposta é sua resolutividade. Bem ou mal, quase sempre a consulta resulta em uma atitude pronta, ainda que paliativa. Quando não é possível a solução, pelo menos ocorre uma triagem que identifica os doentes graves e tranqüiliza os demais.

Em meu modo de ver, todavia, a razão mais verdadeira é outra: É o perfil dos profissionais que nelas trabalham, sejam eles médicos, enfermeiras, escriturárias, psicólogas, assistentes sociais, ou outros. Claro está que existem, como em qualquer ajuntamento humano, os bons, os regulares e os maus. Porém, em claro desafio às leis das probabilidades e em desobediência flagrante à curva de Gauss, predominam os bons. Entenda-se por "bom" tanto o tecnicamente mais habilitado como o mais compassivo.

Os motivos poderiam ser genéticos; mas, quase seguramente não o são. Talvez exista um determinismo mental de forte cunho sadomasoquista, digno de complicadas interpretações psicanalíticas. Quem sabe, o que ocorre resulte tão-somente de uma seleção natural. Minha teoria, entretanto, é que o convívio cru, sem maquilagem, com a doença, com o sofrimento e com a morte, fortalece os bons e cataliza a transformação dos maus em regulares e destes em bons. Seja como for, para quem trabalha algum tempo na emergência, caridade deixa de ser uma palavra e passa a ser uma questão de espírito.

Por isso, um livro que se destine a aprimorar o profissional de saúde, a oferecer-lhe uma filosofia de trabalho, a dignificar sua atuação, e que, como este, tenha sido elaborado por uma enfermeira com grande vivência no campo, deve ser visto com grande respeito. Aliás, um livro honesto é, ao mesmo tempo, um instrumento de redenção e uma máquina do tempo, pois, ao divulgar conhecimentos, contribui para abolir sofrimentos desnecessários e antecipa o futuro, evitando a perda de tempo precioso.

Melhorar de forma definitiva e consistente o atendimento às emergências passa por uma longa, penosa e radical transformação do sistema assistencial como um todo. Exige planejamento, objetividade, determinação, honestidade e vontade política. Constitui-se na tarefa de um verdadeiro estadista e não do simples ocupante de uma secretaria ou de um ministério.

Também é, entretanto, responsabilidade de cada um de nós. Particularmente daqueles que, por desígnios do destino, tiveram a oportunidade de instruir-se e ocupam posições que lhes permitem ser ouvidos. Cabe a esta minoria a responsabilidade de escapar do movimento browniano que caracteriza a espécie humana, e de abrir as mentes dos demais a novos horizontes, na convicção de que o melhor investimento, e que retorno mais seguro e mais imediato oferece, é o feito na educação. Por mais este motivo, este livro merece ser lido.

Existe, ainda, uma forte razão para apreciar esta obra: sua autora. Um livro nada mais é do que a expressão intelectual de quem o escreve, e Alice Martins Gomes é uma pessoa muito especial. Há alguns anos, quando ambos trabalhávamos na Unidade de Terapia Intensiva de um Hospital em São Paulo, surgiu entre nós uma profunda amizade baseada no respeito recíproco que pautava nosso relacionamento. Na ocasião, tendo em vista minha preocupação com o aprimoramento das enfermeiras e com o estreitamento dos laços entre os diferentes profissionais de saúde envolvidos no tratamento de doentes críticos, Alice conferiu-me o título de "enfermeiro honorário". Chega, agora, o momento da "revanche".

Alice Martins Gomes é uma profissional extremamente, quase neuroticamente, dedicada ao cumprimento de seus deveres. Meticulosa, perfeccionista, crítica. Mais do que isto, entretanto, é um ser humano que vive intensamente sua profissão e sua vida. É uma mulher que, mesmo em momentos difíceis, conseguiu sempre manter sua dignidade e, em inúmeras circunstâncias, deu prova de coragem e de extrema sensibilidade e de amor ao próximo. Nomeá-la médica honorária seria fazer pouco dela. Prefiro, por isso, conceder-lhe o título de "professora honorária" entendendo que ela reúne todas as qualidades de quem é professor de verdade, por vocação e não por acaso.

Por estes motivos, prefaciar este livro é uma felicidade para mim e poder lê-lo será um privilégio para o leitor.

Dario Birolini

Capítulo 1

Atendimento ao Traumatizado na Cena do Acidente

Valterli Conceição Sanches Gonçalves

1.1. Introdução

O trauma é reflexo da história da própria humanidade. Denomina-se trauma todo tipo de "acidentes", tais como os de trânsito, de trabalho e de esporte, quedas, soterramentos e afogamentos, ferimentos por arma branca e de fogo, queimaduras. Os traumas estão agrupados, na Classificação Internacional de Doenças da Organização Mundial de Saúde (OMS), em "Causas Externas" (CID)[1].

O Brasil, principalmente nos grandes centros urbanos, está deixando de ser o "país das verminoses" e passando a ter o perfil nosológico que se aproxima daquele dos países do primeiro mundo, nos quais as causas mais significativas de mortalidade global são as moléstias cardiovasculares, o câncer e o trauma. Na faixa etária entre 05 a 40 anos, o trauma é a primeira causa de mortalidade[2] e, em São Paulo, é responsável pela perda do maior número de anos de vida do que qualquer outra afecção, acarretando gastos que, direta ou indiretamente, alcançam cifras astronômicas.

Enquanto a mortalidade por outras causas vem diminuindo graças ao avanço tecnológico e intelectual do Homem, a incidência do trauma vem aumentando, sendo observado que as causas destas mortes, que inicialmente eram motivadas por acidentes de trânsito, atualmente, estão sendo superadas pela violência interpessoal[3].

O atendimento ao trauma, assim como a qualquer emergência, envolve uma problemática complexa que deve atender aos aspectos da prevenção, dos atendimentos pré-hospitalar e hospitalar e de reabilitação [2,4,5]:

— *Prevenção:* tendo em vista que é o fator humano a principal causa geradora de acidente, a prevenção é feita por meio de campanhas de conscientização e engajamento da população e instituições, como, por exemplo a educação de trânsito nas escolas, a fiscalização dos veículos, a utilização dos cintos de segurança, a restrição ao uso de bebidas alcoólicas, o Código Nacional de Trânsito com penalidades maiores etc., visando a diminuir os índices de tais acidentes;

— *Atendimentos pré-hospitalar:* são os procedimentos de socorro prestado à vítima, por equipes especializadas, desde o momento do acidente até a sua chegada a um hospital [6];

— *Atendimento hospitalar:* por meio da **hierarquização** (definindo as categorias dos hospitais segundo seus recursos médicos e de estrutura) e da **regionalização** (determinando as áreas de cobertura dos hospitais terciários, levando em consideração não só uma divisão matemática, mas a quantidade de hospitais secundários e primários da região, proximidade com auto-estrada etc.);

— *Reabilitação:* visando à reintegração completa do paciente à família e à sociedade, dando reinício a sua vida produtiva.

Assim, o atendimento ao trauma de forma segura, correta e rápida pode representar a dicotomia entre a vida e a morte, entre a incapacidade leve e a temporária e a incapacidade permanente.

1.2. Atendimento Pré-Hospitalar

A tentativa de organização do atendimento, no local do acidente, é antiga. Na literatura, encontramos o Barão Dominique Jean Larrey, médico chefe de Napoleão Bonaparte, como precursor dos serviços de atendimento na cena do acidente, ao introduzir a "ambulância volante" ou "hospital itinerante". Em 1950, durante a guerra da Coréia, os helicópteros foram introduzidos para promover a rápida evacuação dos feridos do Mobilie Army Surgical Hospital (MASH units). No entanto, o atendimento pré-hospitalar como conhecemos atualmente, data de aproximadamente 30 anos e teve o seu grande desenvolvimento durante a guerra do Vietnã, onde o índice de morte dos feridos nas batalhas diminuiu de 8% na Primeira Grande Guerra, para 2,5% na da Coréia e menos de 2% na do Vietnã[4, 7]. Para Trunkey[8], esta queda significativa das taxas de mortalidade era devida não só pela implementação de transporte mais ágil, com tempo de resgate menor, mas também em função dos progressos relacionados à anestesia, aos antibióticos e a outros avanços tecnológicos; porém, se não houvesse, ao longo do tempo melhoria nos sistemas de resgate, seguramente, o desenvolvimento de armas mais potentes, com lesões resultantes mais graves, anularia o efeito dos progressos médicos.

Os esforços atuais, no Brasil, se concentram em organizar serviços de atendimento médico de emergências disponíveis e acessíveis a toda população, com equipes adequadamente treinadas e meios de comunicação e transporte, eficazes, com objetivo de prestar atendimento rápido, seguro e eficiente, e contribuir desta forma para a redução dos índices de mortalidade, evitando assim o chamado "segundo trauma"[9].

Em São Paulo, em 1990, começou a funcionar o Sistema de Atendimento Médico às Urgências — SAMU-Resgate, serviço este, realizado em parceria pelas Secretarias do Estado da Saúde e Segurança Pública, representada pelo Corpo de Bombeiros e Grupamento de Radiopatrulhamento Aéreo da Polícia Militar de São Paulo. Este serviço tem por objetivo atender emergências em vias ou logradouros públicos, propiciando um atendimento em menor tempo possível, realizado por equipes capacitadas em socorro básico e avançado e, efetuando transporte seguro para o hospital adequado de acordo com cada caso.

Nos indivíduos traumatizados, a mortalidade ocorre em três fases com relação ao tempo decorrido entre o trauma e o atendimento definitivo [5, 8, 10]:

- **Imediata**, ocorre durante os primeiros minutos após o acidente, tidos como inevitáveis, geralmente conseqüente a lesões vasculares, rupturas de câmaras cardíacas ou lesões medulares;
- **Precoce**, ocorre nas primeiras horas após o traumatismo. Esta fase foi chamada por Cowley como "The Golden Hour" (Hora de Ouro), em função de neste período se concentrarem os esforços na reanimação. Os óbitos ocorrem em conseqüência de lesões do sistema nervoso central, hemopneumotórax, ou grande hemorragia e podem, em um número significativo, ser evitados em função de um atendimento sistematizado no local da ocorrência, bem como a instituição de um transporte eficiente para o hospital de referência;
- **Tardia**, ocorre geralmente após a primeira semana de internação, em conseqüência de infecção e de falências orgânicas múltiplas.

A Portaria nº 2.048 do Ministério da Saúde (novembro de 2002) institui o Regulamento Técnico dos Sistemas Estaduais de Urgência e Emergência, define a organização estrutural e funcional dos sistemas, bem como a responsabilidade das três esferas gestoras de saúde pública brasileira, refletindo as recomendações da NOAS-SUS nº 01, de 2002.

1. Rede Pré-hospitalar formada pelo:

- **Pré-hospitalar Fixo:** conjunto das unidades básicas de saúde, unidades do programa de saúde da família (PSF), programa de agentes comunitários de saúde (PACS), ambulatórios especializados, serviços de diagnóstico e terapias, unidades de pronto atendimento (PA), unidades responsáveis pela assistência prestada, em primeiro nível de atenção, aos pacientes portadores de quadros agudos, de natureza clínica, traumática e psiquiátrica, provendo atendimento e ou transporte adequado a um serviço de saúde hierarquizado, regulado e integrante do Sistema Estadual de Urgência e Emergência.
- **Pré-hospitalar Móvel** (SAMU, Resgate e outros) é o atendimento que procura chegar precocemente à vítima, após ter ocorrido um agravo à sua saúde, que possa levar a sofrimento, seqüelas ou mesmo à morte, sendo necessário, portanto, prestar-lhe atendimento e/ou transporte adequado a um serviço de saúde.

Divide-se em atendimento pré-hospitalar móvel primário, quando o pedido de socorro for oriundo de um cidadão e pré-hospitalar móvel secundário quando a solicitação partir de um serviço de saúde, no qual o paciente já tenha recebido o primeiro atendimento necessário à estabilização do quadro de urgência apresentado, mas necessita ser conduzido a outro serviço de maior complexidade para a continuidade do tratamento.

1.2.1. Estruturação do Sistema de Atendimento Pré-Hospitalar

• **Central de Comunicação** informatizada, acessada através de um dígito telefônico de fácil memorização para o usuário, e radiofonia, telefonia convencional e celular para as equipes das viaturas e hospitais de referência. Deve prover uma comunicação rápida e eficiente entre o usuário, a central de chamadas e as equipes de atendimento a fim de que o tempo resposta (tempo decorrido entre a solicitação e a chegada do recurso até o local da ocorrência) seja o menor possível. Deve contar com a presença de um médico regulador para a orientação do usuário e das equipes operacionais. No Estado de São Paulo, o Sistema de Atendimento é acionado através dos números 192 (Prefeituras Municipais) e 193 (Corpo de Bombeiros).

• **Centro de Capacitação de Recursos Humanos** visando à uniformidade técnico-científica da assistência às vítimas, treinando as equipes operacionais das viaturas, dos hospitais e da população. Outra função deste centro é a viabilização de pesquisas de relevância para a área.

• **Equipes:** para integrar a equipe de atendimento pré-hospitalar (médicos, enfermeiros e socorristas) devem ser estabelecidos alguns critérios além da formação e experiência profissional, como a condição física, capacidade de liderança, comunicação e adaptação a novas situações, entusiasmo, dedicação, tato e sensibilidade pessoal.

• **Veículos:** a modalidade de veículo (básico ou avançado, terrestre ou aéreo) depende da gravidade da vítima, da geografia, do tempo e das condições de tráfego, além do custo.

— Unidade de Suporte Básico da Vida (Unidade de Resgate-UR): veículo misto de ambulância e carro de salvamento, dotado de equipamentos e materiais necessários para estabelecer acesso às vítimas e ao atendimento inicial, propiciando a estabilização e o suporte básico à vida. Esta unidade é tripulada por no mínimo três socorristas com formação específica em atendimento e manutenção básica da vida.

— Unidade de Suporte Avançado da Vida (USA) terrestre e aérea (helicóptero): veículo equipado com materiais e equipamentos especializados, semelhante aos de uma unidade de terapia intensiva. Destina-se ao atendimento de vítimas em condições críticas que necessitam de procedimentos avançados. A equipe deste veículo deve ser composta por um médico, um enfermeiro, ambos com formação e aperfeiçoamento constantes no atendimento ao paciente grave e um motorista ou piloto com curso de socorrista.

A **NBR 14561 da ABNT** (julho de 2000) estabelece as dimensões e outras especificações do veículo terrestre, como os materiais, equipamentos, medicamentos e a tripulação mínima para as ambulâncias, classificadas em seis tipos:

TIPO A — AMBULÂNCIA DE TRANSPORTE: veículo destinado ao transporte de pacientes em decúbito horizontal, que não apresentam risco de vida, para remoções simples e de caráter eletivo. Sua equipe deve constar de 2 (dois) profissionais, sendo um o motorista e outro um técnico ou auxiliar de enfermagem.

TIPO B — AMBULÂNCIA DE SUPORTE BÁSICO: veículo destinado ao transporte inter-hospitalar de pacientes com risco de vida conhecido, e ao atendimento pré-hospitalar de pacientes com risco de vida conhecido, não classificado com potencial de necessitar de intervenção médica no local e durante o transporte até o serviço de destino. Sua equipe deve constar de um motorista e um técnico ou auxiliar de enfermagem.

TIPO C — AMBULÂNCIA DE RESGATE: veículo com equipamentos para salvamento em altura, terrestre e aquático, destinado ao atendimento de urgência pré-hospitalar das vítimas de acidentes ou em locais de difícil acesso.

Esta ambulância deve contar, como integrantes da sua tripulação, 3 (três) profissionais militares, policiais rodoviários, bombeiros militares, e/ou profissionais com capacitação e certificação em salvamento e suporte básico de vida, sendo um o motorista.

TIPO D — AMBULÂNCIA DE SUPORTE AVANÇADO: veículo destinado ao atendimento e transporte de pacientes de alto risco em emergência pré-hospitalar e/ou transporte inter-hospitalar que necessita de cuidados médicos intensivos. Sua equipe deve ser composta por um motorista, um enfermeiro e um médico.

TIPO E — AERONAVE DE TRANSPORTE MÉDICO (Suporte Avançado de Vida): aeronave de asa fixa (avião) ou rotativa (helicóptero) utilizada para o transporte inter-hospitalar de pacientes e aeronave de asa rotativa para ações de resgate, dotada de equipamentos médicos homologados pela Associação Nacional de Aviação Civil (ANAC).

O atendimento feito por aeronaves deve ser sempre considerado como suporte avançado de vida; portanto, a sua equipe deve ser composta por um piloto, um médico e um enfermeiro.

TIPO F — EMBARCAÇÃO DE TRANSPORTE MÉDICO: veículo motorizado aquaviário, destinado ao transporte por via marítima ou fluvial. Deve ter os equipamentos médicos, de acordo com a gravidade do paciente a ser transportado.

Este tipo de transporte de paciente deve contar com 2 (dois) ou 3 (três) profissionais, de acordo com o tipo de atendimento a ser realizado, contando com o condutor da embarcação e um auxiliar/técnico de enfermagem em casos de suporte básico de vida, e um médico e um enfermeiro, em casos de suporte avançado de vida.

A **Portaria nº 1.864 do Ministério da Saúde** (29 de setembro de 2003) instituiu o componente pré-hospitalar móvel da Política Nacional de Atenção à Urgência, por intermédio da implantação de Serviços de Atendimento Móvel de Urgência: SAMU — 192, suas Centrais de Regulação e seus Núcleos de Educação em Urgência em municípios e regiões de todo território brasileiro. Esta portaria estabelece que as ambulâncias sejam adquiridas na proporção de um veículo de Suporte Básico à Vida para cada grupo de 100.000 a 150.000 habitantes, e de um veículo de Suporte Avançado à Vida para cada 400.000 a 450.000 habitantes.

• **Equipamentos e Materiais:** para o resgate das vítimas são empregados os equipamentos que podem ser divididos em:

— *Proteção:* objetivam a proteção física da equipe e da vítima, além da sinalização e isolamento do local como: cones de sinalização, dispositivos luminosos, faixas de isolamento, óculos, capacetes, luvas, coletes refletores etc.;

— *Equipamentos de Corte e Tração e Ferramentas Manuais:* existentes apenas nas unidades básicas de resgate como correntes, cabos, tesoura hidráulica, extrator lukas, moto-abrasivos, macaco hidráulico etc.;

— *Socorros:* prancha longa e curta em madeira, colete de imobilização da coluna (KED), maca, colar cervical, talas moldáveis, rígidas, infláveis e de tração, cobertor térmico (manta aluminizada), bolsa auto-inflável, cilindro de oxigênio, esfigmomanômetro, estetoscópio, aspirador de secreções etc.

As unidades avançadas além dos materiais e equipamentos já citados contam ainda com, ventilador, monitor-cardioversor cardíaco com marca-passo não invasivo, bomba de infusão, monitorização da pressão arterial não invasiva, oxímetro de pulso etc.

Requisitos para Escolha do Equipamento para os veículos terrestres e aéreos [5]:

— proporcionar a capacidade para o suporte da vida durante o atendimento e o transporte;

— ser auto-suficiente, dimensões reduzidas, leve e portátil;

— poder ser facilmente limpo e submetido à manutenção;

— ser acondicionado de modo a permitir cuidados intensivos contínuos durante o atendimento, transporte, entrada e saída nas ambulâncias e aeronaves;

— ter energia auto-suficiente, através de baterias;

— ter capacidade de corrente AC;

— não interferir eletromagneticamente com os sistemas de navegação e comunicação;

— ter durabilidade suficiente para suportar sobrecarga mecânica, térmica, elétrica, intempéries, bem como o uso repetido.

No serviço de atendimento pré-hospitalar SAMU-RESGATE São Paulo, os materiais e medicamentos são dispostos em maletas tipo mochilas resistentes, impermeáveis, de cores diferentes, fáceis de serem carregadas, inclusive nas costas. Estas mochilas são padronizadas para todos os veículos, sendo:

• *mochila na cor vermelha* (*Kit* — Acesso Venoso) contendo cateter plástico (tipo " jelco"), cateter metálico com asas (tipo "butterfly"), de vários calibres; "intracath" adulto e pediátrico; agulhas para punção intra-óssea; material para anti-sepsia da pele; esparadrapo; tornerinhas de três vias; agulhas e seringas; equipos com macrogotas e com microgotas e para bomba de infusão; garrote; luvas; frasco com Ringer Lactato; suporte (tala) e atadura de crepe, para fixação do braço puncionado; tesoura corta vestes; esfigmomanômetro e estetoscópio.

- *mochila na cor azul* (*Kit* — Vias Aéreas) contendo luvas de procedimento e estéreis; cânula de entubação endotraqueal do número 2,5 ao 9,0; cânula de Guedel; cânula de traqueostomia; cateteres de aspiração maleável e de ponta rígida; cateter para oxigênio tipo óculos; seringas para insuflação do balonete das cânulas; aspirador manual para secreções; bisturi lâmina nº 22 e cateter plástico nº 14 para cricotireoidostomia; bolsa auto-inflável (ambu®) adulta e pediátrica; pinça Maguil; fio guia; um frasco de lidocaína "*spray*"; laringoscópio adulto e pediátrico com lâminas curvas e retas; cadarço para a fixação das cânulas.
- *mochila na cor amarela* (*Kit* — Procedimentos) contendo materiais para flebotomia, drenagem de tórax, sondagem gástrica; instrumental cirúrgico; serra de Gilles; faixa de Smarch; protetores de queimadura e evisceração; agulha intracardíaca; gazes estéreis; gazes algodoadas.
- *mochila laranja* (*Kit* — Procedimentos Especiais) contendo material para cateterismo vesical; *kit* parto; soros glicosado e fisiológico; Ringer lactato; faixa crepe; cobertor térmico (manta aluminizada).
- *maleta de medicamentos* — contendo ampolas de adrenalina, atropina, lidocaína, gluconato de cálcio, bicarbonato de sódio a 10%, glicose a 50%, dopamina, noradrenalina, dobutamina, nitroprussiato de sódio, aminofilina, furosemide, deslanosídeo, verapamil, amiodarona, clorpropamida, fenitoína, butilescopolamina, terbutalina, prometazina, dexametasona, hidrocortisona, cloreto de succinilbufina, soro glicosado a 5%, manitol, solução hipertônica de sódio a 7,5%, frasco de bromidrato de fenoterol e comprimidos de nefidipina, isossorbida. Algumas medicações controladas como: meperidina, diazepan, midazolan, citrato de fentanila, cloridrato de nalbufina, thiopental sódico, clorpromazina, naloxane.
- *maleta verde* (*Kit* de neonato): materiais e equipamentos para acesso das vias aéreas, venoso, e outros procedimentos.

Os materiais e equipamentos contidos nas maletas existem em maior quantidade, nos compartimentos da viatura terrestre os quais recebem manutenção, controle e reposição após cada atendimento.

1.2.2. Atendimento

O atendimento completo de uma vítima presa nas ferragens de um veículo é dividido nas seguintes etapas: [1, 4, 7, 10, 12]

1. Proteção e segurança do local da ocorrência;
2. Estabelecimento de acesso às vítimas;
3. Atendimento inicial às vítimas;
4. Remoção das vítimas das ferragens;
5. Atendimento completo das vítimas;
6. Transporte das vítimas;
7. Segurança e Providências legais.

1. Proteção e segurança do local da ocorrência: a equipe de atendimento pré-hospitalar deve, ao chegar ao local da ocorrência, ter uma visão global, cuidando inicialmente da segurança da vítima, do local, dos populares e de si própria. Esta atividade cabe na maioria das vezes aos bombeiros e ao pôliciamento de trânsito que deverão cuidar da:

• Proteção contra incêndio e outros riscos: é freqüente existir o risco de incêndio, pois é comum o vazamento de combustível dos veículos acidentados; desta forma, é importante que se desconecte os cabos da bateria dos veículos, tenha à mão o extintor de incêndio etc. Outros riscos potenciais são cabos energizados da rede elétrica sobre os veículos ou na pista, veículo carregado com produtos perigosos, presença de material radioativo, explosivo no interior do veículo etc. Na constatação destas situações de risco, devem ser solicitados os órgãos competentes.

• Sinalização: o local deverá ser imediatamente balizado e sinalizado com o objetivo de alertar outros veículos.

• Posicionamento da Viatura: deverá ser disposta ao redor dos veículos acidentados de forma a auxiliar na sinalização, proteger o local e possibilitar um livre acesso dos equipamentos, facilitando o trabalho de resgate.

• Isolamento da Área: estendida a uma faixa de isolamento que limita o acesso apenas àqueles que trabalharão na ocorrência. É dividida em três setores:

— *Zona Restrita* — área junto aos veículos acidentados. Somente autorizada para os bombeiros que efetuam a retirada das ferragens e à equipe de saúde que presta o suporte avançado às vítimas.

— *Zona de Acesso Limitado* — área afastada mais ou menos 3 metros dos veículos acidentados onde se encontra o pessoal que auxilia na operação dos equipamentos, efetua proteção do local e fornece apoio aos trabalhos.

— *Zona de Suporte* — área onde deve permanecer o pessoal restante designado para o atendimento da ocorrência. Esta área tem como limite externo a faixa de isolamento colocada entre as viaturas.

• Estabilização do veículo: os veículos podem assumir as mais diversas posições após os acidentes; há necessidade de estabilização para minimizar os riscos durante os trabalhos.

2. Estabelecimento de acesso à vítima: Na maioria dos acidentes, o acesso à vítima é feito de modo simples, através da abertura da porta; porém, nos casos de abalo da estrutura do veículo podem ser necessárias outras técnicas como a remoção dos vidros, corte do teto etc. Esta atividade é própria dos bombeiros.

3. Atendimento inicial às vítimas: O rápido estabelecimento das prioridades e a instituição simultânea de medidas salvadoras devem ser automáticos; em seguida, procede-se a avaliação secundária mais detalhada, instituindo, assim que possível, o tratamento definitivo.

A avaliação inicial do traumatizado começa com uma visão geral das funções respiratória, circulatória, neurológica e deformidades que o paciente apresenta. Esta avaliação foi sistematizada pelo Colégio Americano de Cirurgiões através da regra mnemônica conhecida como o A, B, C, D e E do atendimento ao trauma.

• **A** - ***Air Way*** **(via aérea e preservação da coluna cervical)**: a via aérea deve ser checada quanto à sua permeabilidade, retirada de secreções e corpo estranho.

No paciente inconsciente, a base da língua pode ser a causa da obstrução da hipofaringe. A "queda" da língua pode ser corrigida através das manobras de elevação do queixo *(chin lift)* e a anteriorização da mandíbula por meio da elevação simultânea de seus ângulos *(jaw thrust)*.

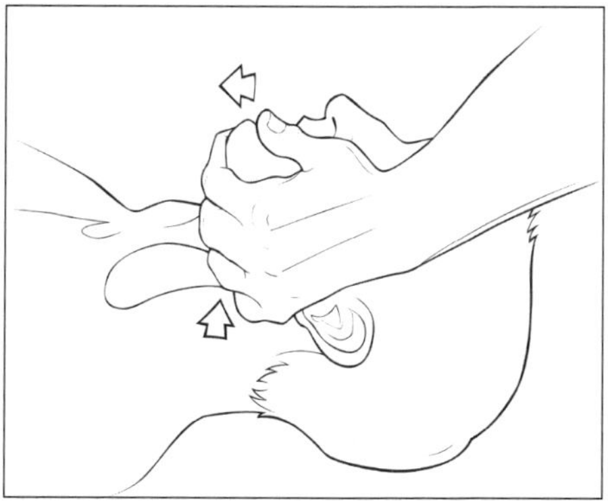

Figura 1.1 *Jaw thrust*

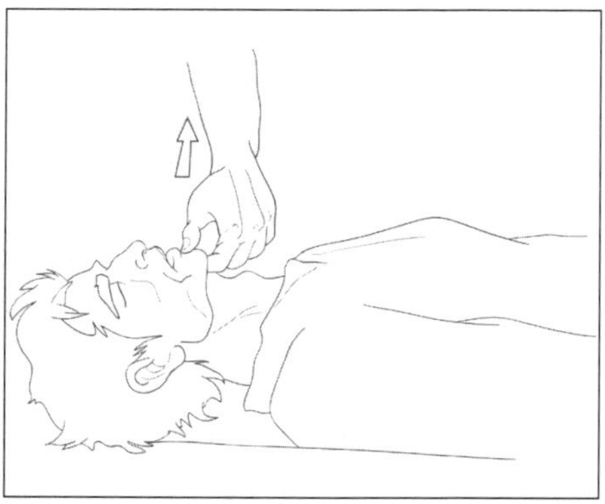

Figura 1.2 *Chin lift*

Reposicionada a língua, esta pode ser mantida através da colocação da cânula de Guedel, que também auxiliará na remoção das secreções.

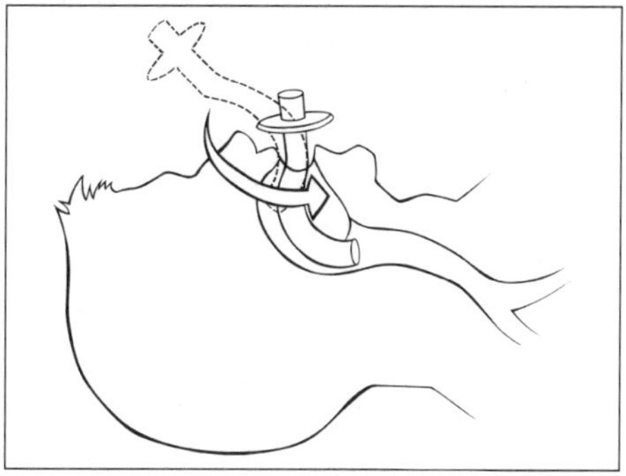

Figura 1.3 *Cânula orofaríngea*

Após a desobstrução da via aérea, pode ser necessário a obtenção de uma via aérea definitiva através da intubação oro ou nasotraqueal, ou a cricotireidostomia por punção ou cirúrgica, que está indicada "quando o acesso através da intubação pelos orifícios naturais não é possível" (Birolini,1993).

A avaliação e a manutenção da via aérea devem ser realizadas com o máximo cuidado para não serem feitos movimentos de hiperextensão, flexão ou rotação do pescoço da vítima. A utilização do colar cervical, proteção lateral da cabeça, deve ser providenciada.

O socorrista deve considerar como portadores de lesão da coluna cervical todas as vítimas de trauma, principalmente aquelas com lesões acima das clavículas, ou com alteração do nível de consciência[10].

• **B** - ***Breathing*** **(Respiração — Ventilação e Oxigenação)**: uma vez instituída uma via aérea permeável, busque por ventilação espontânea adequada. Caso isto não ocorra, institua a ventilação através de boca-máscara ou máscara-bolsa auto-inflável (ambu®), conectada a uma rede de oxigênio suplementar com um fluxo de 10 a 12 litros/minuto. Como as alterações da oxigenação ocorrem rapidamente e são difíceis de serem detectadas clinicamente, deve-se utilizar a oximetria de pulso, para medida contínua da saturação de oxigênio do sangue arterial.

Lembrar: uma saturação de oxigênio medida de 95% ou maior pela oximetria de pulso equivale a uma $Pa0_2$>70mmHg. *A oximetria de pulso requer uma boa perfusão periférica.* Devem ser identificadas e prontamente tratadas as causas mecânicas que impedem a expansão torácica, como o pneumotórax aberto ou fechado, hemotórax, tórax instável etc.

Deve-se ter organizado de modo a facilitar o acesso, todo o material necessário para o curativo valvulado, toracocentese e drenagem torácica.

• **C - *Circulation* (Circulação e Controle de Sangramentos)**: através da avaliação do pulso, da cor e da temperatura da pele, do nível de consciência, pode-se ter uma estimativa geral do débito cardíaco e da condição circulatória.

1) Pulso: avalie os pulsos carotídeo e/ou femorais quanto à presença, à qualidade e ao ritmo. A ausência indica imediata ação de reanimação;
   Lembre-se: Todo traumatizado frio e taquicárdico deve ser considerado como em estado de choque.
2) Nível de consciência: a redução do volume circulatório com conseqüente diminuição da circulação cerebral poderá ser manifestada por ansiedade, agitação psicomotora, sonolência até coma;
3) Cor da pele: pele pálida, fria, pegajosa ocorre comumente naqueles pacientes com hipovolemia;
4) Sangramentos: na avaliação primária deve-se buscar estancar grandes hemorragias através da pressão manual direta sobre o local, ou através da utilização de equipamentos como a tala inflável e a faixa de Smarch.

O atendimento relacionado à prioridade circulatória é a contenção de sangramentos e a reposição volêmica, através de soluções aquecidas a 39 °C cristalóides (Soro Fisiológico, Ringer) ou hipertônicas (Cloreto de sódio a 7,5%). Para isso, devem-se puncionar duas veias de grosso calibre com dispositivo para função venosa ("jelco") nº 14 nos membros superiores, jugular ou mesmo femorais e, em crianças menores de 6 anos pode-se recorrer à utilização da punção intra-óssea. O volume infundido inicialmente no adulto é de um a dois litros e de 20ml/kg em crianças. Monitorização cardíaca, buscando identificar arritmias, alterações do traçado elétrico compatíveis com sinais de tamponamento e contusão miocárdica. A sondagem gástrica pode ser necessária para facilitar a expansão torácica ou a proteção da via aérea contra aspiração do conteúdo gástrico. O cateterismo vesical, raramente realizado no atendimento pré-hospitalar, quando indicado, somente será feito após ser afastada a hipótese de lesão de uretra e terá finalidade diagnóstica e controle da reposição volêmica. Espera-se um débito urinário nas reposições adequadas de 50 ml/hora para adulto, 1 ml/kg/hora nas crianças e 2 ml/kg/hora nos bebês.

• **D - *Disability* (Incapacidades):** busca-se nesta etapa avaliar a função cerebral e, indiretamente, a oxigenação cerebral. Visa a estabelecer o nível de consciência do paciente, o tamanho e a reação pupilar. Pode ser obtido através do método mnemônico AVPU:

— A: Alert (alerta);
— V: Verbal (resposta aos estímulos verbais);
— P: Pain (resposta aos estímulos dolorosos);
— U: Unresponsive (sem resposta aos estímulos).

Nas alterações do nível de consciência em vítimas de trauma, deve inicialmente ser descartada a hipótese de hipoperfusão e hipóxia cerebral, para depois associar este "déficit", com o uso de álcool ou outras drogas.

• **E - *Exposure* (Exposição total da vítima e proteção contra hipotermia)**: o paciente deve ser totalmente despido, usualmente, cortando as roupas para favorecer o acesso e evitar movimentação desnecessária, para facilitar o exame completo. Deve-se proteger o paciente com cobertores térmicos, manutenção do aquecimento do interior da viatura prevenindo ou tratando a hipotermia. Normalmente, este procedimento é realizado no interior da ambulância.

4. Remoção das vítimas das ferragens: a regra básica é a remoção das ferragens da vítima e nunca a vítima das ferragens. Uma vez a vítima sem risco iminente de vida e recebendo o atendimento adequado, é processada a retirada da vítima, de forma cautelosa. Nesta etapa, pode surgir nas vítimas prensadas na região do tórax, abdome e quadril, a complicação denominada *"Síndrome do Esmagamento"*. No momento em que é aliviada a compressão, a circulação é restabelecida, aumentando bruscamente o sangramento nos órgãos e vasos lesados. Assim, sempre que uma vítima encontra-se prensada sob as ferragens do veículo, é necessário ter presente o suporte avançado da vida que providenciará oxigenoterapia, reposição de volume e outras medidas durante todo o processo de liberação.

5. Atendimento completo das vítimas também conhecida como *Avaliação Secundária:* É o exame minucioso do paciente traumatizado, iniciando somente quando foram tratadas as condições que põem em risco a vida do paciente. Compreende um exame detalhado da cabeça aos pés, mensuração dos sinais vitais (pressão arterial, pulso e respiração) e um exame neurológico detalhado, incluindo a Escala de Coma de Glasgow.

• **Exame físico:**

— Segmento cefálico: examine buscando por hematomas, contusões, abrasões, lacerações, assimetria óssea, sangramentos. Atente para saída de sangue e/ou liquor através do nariz e/ou conduto auditivo externo, indicativo de fratura da placa crivosa;
— Pescoço: identifique desvio de traquéia, distensão da veia jugular, enfisema subcutâneo;
— Tórax: identifique contusões, creptações, assimetria, hematomas, ferimentos abertos;
— Abdome: observe dor, abrasões, hematomas, equimose, evisceração, rigidez da parede abdominal. Atenção

nos pacientes com lesão medular ou trauma craniencefálico: os sintomas podem estar mascarados;

— Pelve: palpe e observe sinais de contusão, abrasão, instabilidade óssea. Lembre que fratura dos ossos do quadril pode causar grande hemorragia interna;

— Coluna: deve ser examinada desde a região cervical até a sacral. A movimentação do paciente deve ser feita com todo o cuidado, com pelo menos três pessoas, respeitando a mobilização em bloco do paciente;

— Extremidades: avalie osso e articulação de cada membro, busque por deformidades, dor, crepitação, sinais de isquemia, alteração de sensibilidade e movimentação anormal. Toda região com suspeita de fratura deve ser imobilizada.

• **Exame Neurológico:** utiliza-se a Escala de Coma de Glasgow, idealizada por Teasdle, J. & Jannett, B., 1974, que avalia a abertura ocular, melhor resposta verbal e motora, com quantificação numérica que permite classificar o paciente entre 3 e 15 pontos, assim distribuídos:

ABERTURA OCULAR:

– espontânea	4 pontos
– ordem verbal	3 pontos
– estímulo doloroso	2 pontos
– ausente	1 ponto

RESPOSTA VERBAL:

– orientado (tempo e espaço)	5 pontos
– confuso	4 pontos
– palavras inapropriadas	3 pontos
– sons incompreensíveis	2 pontos
– sem resposta verbal	1 ponto

RESPOSTA MOTORA:

– obedece aos comandos	6 pontos
– localiza a dor	5 pontos
– flexão normal	4 pontos
– flexão anormal (decorticação)	3 pontos
– extensão anormal (decerebração)	2 pontos
– sem reação motora	1 ponto

A avaliação neurológica deve ser completada com a observação do tamanho e reação pupilar, sensibilidade e força muscular em cada membro do paciente.

• **Sinais Vitais:** a respiração e o pulso devem ser verificados quanto à característica e freqüência. Para a mensuração da pressão arterial, respeitar o diâmetro do braço do paciente para escolha do tamanho do manguito.

• **História:** questionar o paciente, familiares e/ou testemunhas com o intuito de obter informações presentes e passadas que melhor esclareçam o estado fisiológico do paciente. No atendimento pré-hospitalar, sempre que possível estas informações devem ser obtidas, para que possa auxiliar a equipe hospitalar. A utilização do código *"AMPLA"* é um método mnemônico útil para obter uma história pertinente, segundo o Colégio Americano de Cirurgiões:

– **A:** Alergias;
– **M:** Medicamentos de uso habitual;
– **P:** Passado médico;
– **L:** Líquido e alimentos ingeridos recentemente;

A: ambiente e eventos relacionados ao trauma. No trauma, assim como em qualquer outra doença, uma história clínica completa e precisa pode auxiliar na detecção e interpretação das prováveis lesões apresentadas pelo doente.

A história deve ser dividida em informações pré-impacto (ingestão de álcool, medicamentos, drogas de abuso) e fase do impacto (cinemática do trauma), incluindo:

— *Tipo de evento traumático*, por exemplo, colisão carro x poste, atropelamento por trem, queda, ferimento por arma penetrante, agressão, explosão ambiental etc.;
— *Estimativa da quantidade de transferência de energia que ocorreu,* por exemplo, altura da queda, velocidade do veículo no momento do impacto, ejeção do ocupante do veículo, calibre e tamanho da arma, presença de vítimas fatais, lembrando que a energia cinética é igual à massa multiplicada pelo quadrado da velocidade, dividida por dois e a força a que a vítima de trauma foi submetida é igual à massa multiplicada pela desaceleração ou aceleração;
— *Tipo de colisão ou impacto do paciente com o objeto,* por exemplo, automóvel, faca, machado, projétil etc.

6. Transporte das vítimas: através das informações sobre a gravidade das lesões das vítimas fornecidas ao médico regulador do Centro de Operações, este determinará o hospital adequado ao atendimento, localizado próximo do local da ocorrência, bem como o melhor veículo (aéreo ou terrestre).

Vantagens do transporte terrestre: propicia:

— serviço porta a porta;
— condições de atendimento de emergência a qualquer momento (pode parar em qualquer lugar);
— menor custo operacional.

Desvantagens do transporte terrestre:

— maior tempo de acordo com a lentidão do trânsito, clima, condições das estradas;
— efeito de aceleração e desaceleração do veículo sobre o paciente;
— probabilidade de acidente, de acordo com a velocidade do veículo.

Vantagens do transporte aéreo:

— agilidade, rapidez. Redução do tempo de transporte para a metade, ou um terço do despendido por ambulâncias terrestres;
— acesso a locais inacessíveis;
— transporte seguro.

Desvantagens do transporte aéreo:

— espaço e tipo de solo disponível para aterrissagem (30 m^2 à noite ou 20 m^2 durante o dia);
— maior custo operacional;
— necessidade de helipontos homologados nos hospitais;
— aeronaves nem sempre homologadas para vôo noturno;
— dificuldades de utilização em dias de nevoeiro, ou tempestades;
— vibrações e ruídos na cabina dificultam o exame clínico da vítima.

7. Segurança e Providências Legais: após o socorro das vítimas, o local do acidente deve ser deixado em perfeita segurança, como manutenção das guarnições do trânsito e policiamento até que os veículos acidentados sejam removidos. Além disso, há a preocupação em preservar o máximo o local para posterior perícia criminal. Caberá à equipe de policiamento, nas ocorrências com vítimas, providenciar a ocorrência junto ao Distrito Policial, onde será instaurado o competente inquérito.

Quanto aos valores e documentos encontrados junto às vítimas e nos veículos deverão ser entregues à equipe policial ou do hospital, mediante documento assinado, se possível, perante testemunhas.

Uma vez de retorno à base, a viatura e todos os equipamentos deverão passar por um processo de limpeza e desinfecção. A equipe, em seguida, procederá:

— à reposição dos materiais, medicamentos utilizados, de acordo com a lista de cada *Kit;*
— ao teste de funcionamento de todos os equipamentos;
— à verificação da quantidade de oxigênio contida em todos os cilindros. Para o cálculo do tempo de duração de um cilindro de oxigênio, deve ser adotada a seguinte fórmula:

$$TU = \frac{VC \times PC}{\text{fluxo}}$$

onde,

TU = tempo de utilização em minutos
VC = volume do cilindro em litros
PC = pressão do cilindro em kgf/cm^2 ou BAR ou ATM
fluxo = L/minuto a ser administrado à vítima

— ao registro dos dados necessários, ficando pronta para o atendimento de uma nova ocorrência.

1.2.3. Triagem

Nas situações em que há várias vítimas, como acidentes envolvendo coletivos, existe a necessidade de se utilizar um índice que faça com que os pacientes sejam triados ou classificados, visando ao atendimento e à remoção o mais rápido possível, daqueles portadores de lesões que implicam risco de vida[2, 3].

Estes índices de gravidade têm por finalidade a uniformização da linguagem dos profissionais quanto ao nível de gravidade do trauma, facilitar o processo de triagem, acompanhar a evolução do paciente, avaliar a assistência prestada pelos diversos serviços de atendimento do traumatizado, além de permitir estudos comparativos entre grupos de pacientes cuja gravidade seja similar.

O índice ou escala mais utilizada para a triagem no atendimento pré-hospitalar, é a Escala de Trauma Revisada, criada por Chanpion e cols., em 1989 [14] (Quadro 1).

Triagem em Situações de Catástrofe

Catástrofe é definida como: "Situação explosiva que acomete o Homem e/ou seus equipamentos, necessitando de cuidados imediatos muito superiores aos meios disponíveis." Assim, por definição, uma catástrofe é um incidente de tal magnitude que sobrepuja a resposta local (regional/nacional)[1].

As catástrofes podem ser classificadas em: Previsíveis (situação em que haverá um grande aglomerado de pessoas como, por exemplo, uma partida de futebol) e Imprevisíveis (acidentes naturais como enchentes, terremotos, tornados, fogo etc.; humano: como transporte, incêndio, epidemias etc.).

Desastre Médico é definido pelo American College of Emergency Physicians como uma "ocorrência em que os efeitos destrutivos de forças da natureza ou provocados pelo homem sobrepujam a capacidade de uma dada área ou comunidade de atender às exigências do tratamento de saúde".

As situações de desastre podem ser classificadas de acordo com o número de vítimas:

- incidente com um grupo de pessoas (número de vítimas inferior a 10 pessoas);
- incidente com grande número de mortos e feridos (entre 10 e 100 pessoas);
- incidentes com mortos e feridos em massa (mais de 100 pessoas).

Segundo Disaster Planning and Management for the Emergency Physician, existem três fases de resposta em uma situação de catástrofe: *ativação, implementação* e *recuperação.*

ATIVAÇÃO: Esta fase tem dois componentes:

1) Notificação e ***a Resposta Inicial*** — a primeira equipe ou pessoa a responder informa ao controle médico a natureza da ocorrência, a extensão dos danos, o número aproximado de vítimas, os riscos para as vítimas e para os socorristas, a melhor via de acesso à cena.

2) Organização de um posto de comando de acidente e avaliação adicional da cena — este posto de comando costuma ser composto por bombeiros e equipe de resgate, localizado, respeitando o quesito segurança (contra o vento, fumaça e líquidos perigosos em potencial), o mais próximo possível da cena.

O posto de comando determinará o fluxo de entrada e saída das ambulâncias e demais viaturas de socorro, bem como a provável área de pouso do helicóptero, caso esteja disponível.

• Avalia o local, determinando o perímetro interno de perigo, fazendo estimativa do número e gravidade das vítimas, dimensionando os recursos necessários.

• O local do evento é dividido em área quente, morna e fria, cabendo, geralmente, aos bombeiros a definição dos limites dessas áreas.

— **Área Quente**: área em que ocorreu o evento, onde ainda há grande risco. É a zona do resgate;

— **Área Morna**: local de menor risco; porém, ainda em contato direto com a zona quente;

— **Área Fria**: área sem risco às equipes que lá circulam. É nesta área que se monta o Posto Médico Avançado. A finalidade do atendimento deste posto é garantir a estabilização das vítimas portadoras de lesões que possam colocar em risco a sua vida. Esse atendimento pode ser realizado no local ou durante o transporte às unidades hospitalares.

IMPLEMENTAÇÃO: Possui os componentes:

1) Procura e Resgate — esta fase costuma ser realizada pelos bombeiros e pela equipe de pré-hospitalar capacitada em atuação em ambiente perigoso.

2) Triagem, Estabilização e o Transporte:

TRIAGEM: é o processo contínuo e dinâmico de seleção e classificação dos pacientes em categorias de acordo com a prioridade para o tratamento, dimensão do acidente e recursos disponíveis. O objetivo é fazer o melhor para o maior número possível de pacientes.

O processo de triagem em catástrofe inicia-se com a equipe de resgate na zona quente. O resgatador processa, rapidamente, a liberação da via aérea, a verificação da respiração e da circulação, classifica a vítima e a seguir parte para a próxima. A equipe de "maqueiros" realiza o transporte da vítima de acordo com a sua classificação para o posto médico correspondente, montado na área fria. No posto médico, este paciente pode ser reclassificado de acordo com uma nova avaliação e tratamento instituído, sendo então determinado o encaminhamento para o recurso hospitalar. No hospital, esta vítima, será novamente avaliada e triada, de acordo com o esquema montado para o atendimento intra-hospitalar.

Existem vários sistemas de triagem. No Brasil, está sendo implementado o sistema de classificação e etiquetagem (figura 1.4) das vítimas em cores vermelhas, amarelas, verdes e pretas, respectivamente graves, moderadas, mínimas e mortas ou em vias de morrer, de acordo com a prioridade de suas necessidades.

Na **categoria vermelha — grave ou primeira prioridade,** estão as vítimas que, ao receber os cuidados disponíveis, têm chance razoável de sobrevida. Este grupo de feridos tem prioridade máxima para o tratamento e o transporte para o hospital. Correspondem, geralmente, a vítimas com trauma grave, dificuldade respiratória, trauma de crânio, choque hemodinâmico, queimaduras severas.

Na **categoria amarela — necessidade moderada ou prioridade secundária,** estão os feridos, cujas lesões não levam à morbidade nem à morte, caso não recebam tratamento e transporte imediato. Em geral, são vítimas com fraturas, lesões torácicas ou abdominais sem choque.

Na **categoria verde — necessidade mínima ou prioridade tardia,** estão os feridos "que andam". Vítimas cujas lesões não levam à morbidade significativa enquanto esperam pelo tratamento e transporte. Não devem ser consideradas isentas de lesão; apenas não são prioritárias naquele momento.

Na **categoria preta — prioridade zero ou última prioridade,** estão as vítimas consideradas em morte ou em situações de grande dificuldade para reanimação. Neste último caso, somente poderá ser considerada cor preta se não houver número suficiente de socorristas.

Um dos métodos mais utilizados no processo de triagem em situação de catástrofe é o ***Simple Triage and Rapid Treatment (START)*** (Quadro 1.1). Este fluxograma foi criado nos Estados Unidos, na Califórnia, e tem por objetivo classificar as vítimas por prioridade, em cores (verde, amarela, vermelha e preta). Não distingue as vítimas fatais das críticas inviáveis.

O fluxograma *START*, por ser simples, pode ser utilizado por qualquer pessoa devidamente treinada.

Outro método de triagem é ***Circulação, Respiração, Abdome, Motricidade e Palavra (CRAMP)*** (Quadro 1.3 e 1.4). Este fluxograma deve, preferencialmente, ser utilizado por profissionais da área da saúde, pois envolve conhecimentos de fisiologia e anatomia. Possibilita uma classificação mais refinada da vítima; mas, é mais complexa a sua aplicação. Atribui escores de 0 a 2 para cada um dos cinco itens da classificação. Estes escores são posteriormente somados e correlacionados com a cor correspondente ao valor total obtido.

Após a triagem e a retirada das vítimas da cena do acidente e processado o tratamento para estabilização no posto médico avançado, elas são transportadas para os hospitais para o tratamento definitivo, de acordo com as prioridades identificadas.

A Joint Commission on Accreditation of Health Organizations exige que todo hospital possua um plano para o atendimento em situação de catástrofe, envolvendo todos os departamentos e funcionários. Este planejamento deve ser testado pelo menos duas vezes por ano, deve prever a capacidade habitual e estendida da instituição, um sistema em cadeia para o acionamento das equipes e um sistema de triagem.

Os objetivos do atendimento pré-hospitalar realizado frente a uma catástrofe com inúmeras vítimas são: diminuir a gravidade das lesões, evitar o agravamento das lesões já existentes e, se possível, reduzir o número de vítimas.

A equipe que atende a uma catástrofe deve:

AVALIAR

- número de vítimas;
- riscos potenciais;
- condições metereológicas;
- particularidades do acidente.

PREPARAR E ORGANIZAR O CENTRO DE TRIAGEM

- triar as vítimas;
- identificar as vítimas;
- prestar cuidados imediatos;
- providenciar o transporte das vítimas para os hospitais.

Um dos índices utilizados para triagem em situação de catástrofe no pré-hospitalar é o *START* (Simple Triage And Rapid Treatment) (Quadro 1.2). Outro índice, utilizado dentro do hospital, é o de *CRAMP*, proposto por Gormicam em 1982, e testado por Clemer, em 1985. É um índice anatomofisiológico que leva em consideração a avaliação da Circulação (C), Respiração (R), Abdome (A), Motricidade (M) e a "Speech" (Palavra (P)[7,8] (Quadro 1.3).

No local da catástrofe, após a realização da triagem através do índice escolhido, as vítimas de acordo com a pontuação recebida, podem ser identificadas com cartões coloridos, que determinarão a prioridade de transporte, e o tipo de hospital de destino. As cores de identificação de maior consenso são: (Quadro 1.5)

- Branca — vítimas mortas (decaptação; maceração do crânio, tórax; calcinação; putrefação);
- Preta — vítimas críticas não recuperáveis. Lesão muito grave, com risco de vida nos próximos 5-15 minutos;
- Vermelha — vítimas críticas recuperáveis. Lesão severa com risco de vida nas próximas 2 horas;
- Amarela — lesões severas — risco de vida nas próximas 24 horas;
- Verde — vítimas que apresentam lesões leves.

O atendimento pré-hospitalar das urgências é um desafio para todos os países. Apenas através de uma organização rigorosa é possível oferecer às vítimas, um atendimento de boa qualidade. Quase sempre cabe ao serviço público assumir a maioria das urgências graves. Por esse motivo, está claro que o atendimento às emergências torna-se a imagem visível da Saúde Pública. Permitir que toda população tenha acesso ao socorro de alta qualidade é o ponto do qual toda nação democrática deve se orgulhar.

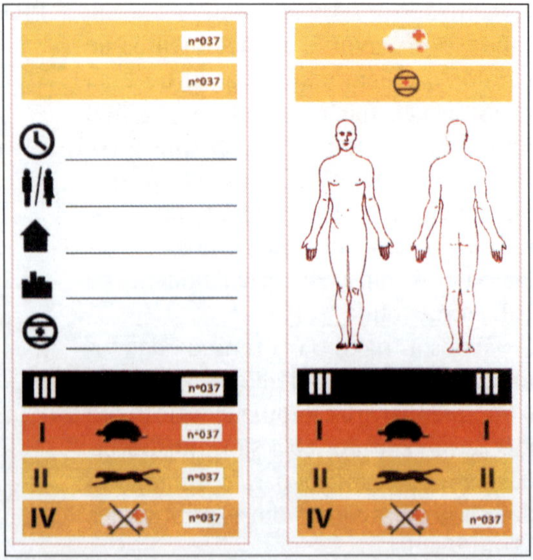

Figura 1.4: Exemplo de cartão de identificação das vítimas em uma catástrofe.

Quadro 1.1.: Triagem em Catástrofe

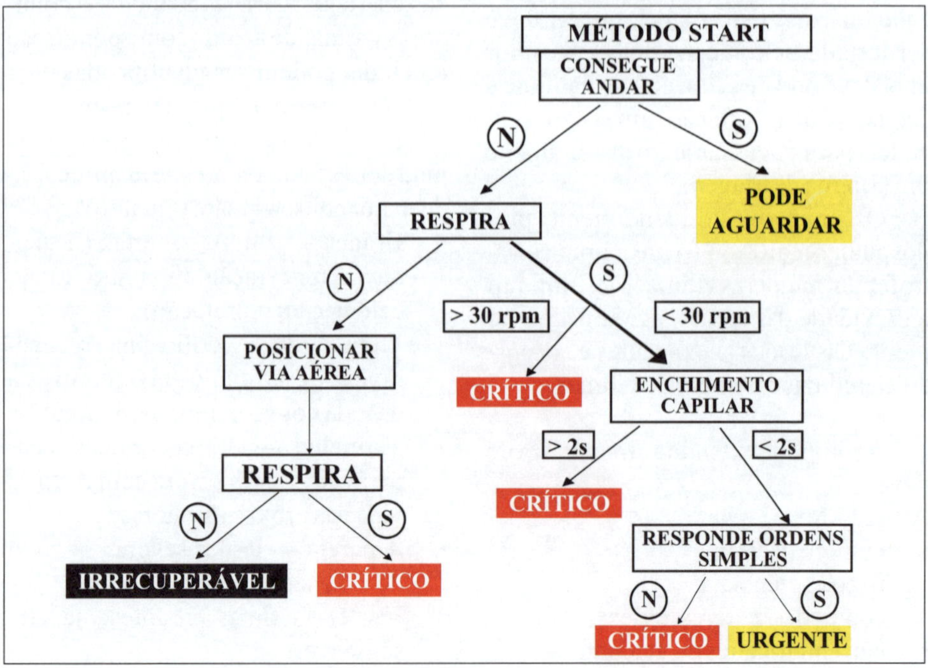

Quadro 1.2: Escala de Trauma Revisada

	VARIAÇÕES	ESCALA
A – Freqüência Respiratória Movimentos Respiratórios/minuto	10 – 24 25 – 35 ≥ – 36 1 – 9 0	4 3 2 1 0
B – Pressão Sistólica em mmHg	> 89 70 – 89 50 – 69 1 – 49 0	4 3 2 1 0
C – Escala de Coma de Glasgow	13 – 15 9 – 12 6 – 8 4 – 5 < 4	4 3 2 1 0

Escala de trauma revisada = A + B + C.

Quadro 1.3: Escala de CRAMP

	C	**R**	**A**	**M**	**P**
Pontos	**Circulação**	**Respiração**	**Abdome**	**Motricidade**	**Palavra**
2	Pulso 60 a 100 bpm Perfusão capilar normal Pressão arterial (PA) sistólica > 100 mm Hg	Respiração normal FR – 10 – 35 mrm Tórax normal	sem alterações	Obedece ordens	Orientado
1	Pulso > 100 ou Pulso < 60 Perfusão Capilar lenta PA sistólica 100-85	FR - > 35 ou < 10 Tórax instável; contusão; ferimento penetrante	Trauma fechado, ferimento penetrante	Responde aos estímulos dolorosos	Confuso
0	Pulso ausente Perfusão capilar nula PA sistólica < 85	Agônica ou apnéia	Rígido, evisceração	Sem reação motora	Ausente

FR — freqüência respiratória.
bpm — batimentos por minutos.
mrm — movimentos respiratórios por minuto.

Quadro 1.4: CRAMP — Critérios de Pontuação dos achados no Exame Inicial

	C	R	A	M	P
Pontos	**Circulação**	**Respiração/Tórax**	**Abdome**	**Motor**	**Palavra**
2	Pulso: 60-100 EC: normal PAS > 100	Respiração: normal Tórax não comprometido FR- 10-34	Não comprometido	Normal (obedece ordens)	Normal
1	Pulso > 100 ou < 60 EC: lento PAS: 100-85	Dispnéia Respiração Abdominal Obstrução da Via Aérea FR > 36 ou < 10 Tórax instável, Ferida penetrante no tórax, pescoço ou axila	Comprometido Trauma fechado ou Contusão Ferida penetrante em abdome ou pelve	Resposta motora somente à dor	Confuso ou incoerente Decorticação
0	Sem pulso EC — ausência PAS < 85	Apnéia ou respiração agônica	Abdome aberto ou rígido	Não há resposta à dor	Ausência de palavra, Ferida Penetrante de Crânio Descerebração

EC — enchimento capilar.
PAS — pressão arterial sistólica.
FR — freqüência respiratória.

Quadro 1.5: CRAMP — Classificação das Vítimas de Acordo com os Pontos

PONTOS	CARTÃO	SIGNIFICADO	PRIORIDADE DE EVACUAÇÃO
	BRANCO	***MORTOS***	QUINTA
0-1	**PRETO**	***CRÍTICOS NÃO RECUPERÁVEIS*** Lesão muito grave com risco de vida nos próximos 5-15 minutos	TERCEIRA
2-6	**VERMELHO**	***CRÍTICOS RECUPERÁVEIS*** Lesão grave com risco de vida nas próximas 2 horas	PRIMEIRA Imediata
7-8	**AMARELO**	***PODE AGUARDAR*** Lesão grave sem risco de vida nas próximas 24 horas	SEGUNDA
9-10	**VERDE**	***PODE AGUARDAR*** Lesão leve ou sem lesão	QUARTA

Referências Bibliográficas

1. MANUAL DA CLASSIFICAÇÃO INTERNACIONAL DE DOENÇAS, LESÕES E CAUSAS DE ÓBITOS (CID) nº 9, revisão 1975, São Paulo, Centro Brasileiro de Classificação de Doenças, 1978, v. l, p. 815.
2. MINISTÉRIO DA SAÚDE. Programa de enfrentamento às emergências e ao trauma, Brasília, 1991.
3. PAVELQUEIRES, S. *et al. Manobras Avançadas de Suporte ao Trauma.* Ed. Legis Summa, Ribeirão Preto, 3ª ed., 1997.
4. AMERICAN COLLEGE OF SURGEONS. *Advanced Trauma Life Support Student Manual.* Ed. American College of Surgeons, Chicago, 7ª ed., 2005.
5. CARLSON, R.W. & GEHEB, M. A. *Transporte do paciente gravemente enfermo.* Interlivros, RJ, 1992, v. 3.
6. LOPEZ, M. O sistema de atendimento das emergências médicas. In: Lopez, M. *Emergências Médicas.* Ed. Guanabara, RJ, 5ª ed., 1985, Cap. 1, p. 2-6.
7. HENRY, M. C. & STAPLETON, ER.... *EMT Pre Hospital Care — Student Manual.* W. B. Saunders Company, Pennsylvania, 1992.
8. TRUNKEY, D. D. What's wrong with trauma care? *Am. Coll. Surg.*, 75, 10-5, 1990.
9. BIROLINI, D. Reanimação no trauma. In: Lane, J. C. & Albarran-Sotelo, R. *Reanimação Cardiorrespiratória Cerebral.* Medsi, RJ, 1993, Cap. 19, p. 417-35.
10. BASBARE, J. A. & CADAUX, C. G. Busca, resgate e evacuação. In: Noji, E. K. *Clínicas de Terapia Intensiva.* Interlivros, RJ, 1991.
11. CHAMPION, R. H. *et al.* A revision of trauma score. *J. Trauma,* 29: 623-8, 1989.
12. FERRARO, J. R. Atendimento Inicial ao Politraumatizado. In: Frisoli Júnior, A. *et al. Emergências — Manual de Diagnóstico e Tratamento.* Sarvier, São Paulo, 1995, Cap. 2, p. 1732.
13. FONTES, B. Índices de trauma. In: BIROLINI, D.; Utiyama, E. & Steinmam, E. *Cirurgia de Emergência.* Atheneu, SP, 1993.
14. GONÇALVES, V. C. S. Atendimento ao politraumatizado com enfoque na fase pré-hospitalar da vítima de lesão do aparelho locomotor. In: Ventura, M. F. *et al. Enfermagem Ortopédica.* Icone Ed., SP, 1996, p. 101-6.
15. RASSLAN, S.; COIMBRA, R. S. M. & VIEIRA, M. Análise da mortalidade em doentes traumatizados aerotransportados. *Rev. Col. Bras. Cir.,* v. 23, nº 3, p.112-6, 1994.
16. MARTINI, A. C. T. Atendimento pré-hospitalar. In: Birolini, D.; Utiyama, E. & Steinmam, E. *Cirurgia de Emergência.* Atheneu, SP, 1993.
17. ABRAHÃO, P. T. M. Revisão sobre Atendimento à Catástrofe. Apresentado, sob a forma de palestra no I Simpósio Brasileiro de Atendimento Pré-Hospitalar, Campinas, 1997. (material não publicado)
18. MINISTÉRIO DA SAÚDE. Portaria GM nº 2.048, 5 de novembro de 2002.
19. MINISTÉRIO DA SAÚDE. Portaria nº 824/99.
20. VIII Conferência Nacional de Saúde <http://conselho.saude.gov.br/biblioteca/relatorio>.
21. AGÊNCIA NACIONAL DE VIGILÂNCIA SANITÁRIA (ANVISA). Resolução nº50, de fevereiro de 2002, regulamento técnico para planejamento, programação, elaboração e avaliação de projetos físicos de estabelecimentos de assistência à saúde — http://dtr2001.saude.gov.br/samu/legislação — Portaria GM nº 1.864, de 29 de setembro de 2003.

Capítulo 2

As Unidades de Emergência

2.1. Conceito e Características

As unidades de emergência são o meio encontrado para o atendimento a pacientes com afecções agudas específicas, propiciando recursos eficazes, para que as suas necessidades sejam satisfeitas. São reconhecidas como áreas que propiciam meios para uma pronta avaliação médica do doente e facilidades que implementam a ação terapêutica, com o trabalho de equipes especificamente treinadas.

Preferencialmente, devem operar dentro de um contexto hospitalar, com uma infra-estrutura de apoio, prontas para atender a pacientes com diferentes níveis de atenção e assistência, por meio de uma atuação sistematizada. Para que isto aconteça, é fundamental que haja o desenvolvimento contínuo de ações de enfermagem, padronização de investigação, avaliação e tratamento médicos, além da definição de áreas e facilidades técnicas.

Dentre as chamadas unidades de emergência podemos destacar:

2.1.1. Pronto atendimento:

"Unidade destinada a prestar, dentro do horário de funcionamento do estabelecimento de saúde, assistência a doentes, com ou sem risco de vida, cujos agravos à saúde necessitam de atendimento imediato."

2.1.2. Pronto-socorro:

"Estabelecimento de saúde destinado a prestar assistência a doentes, com ou sem risco de vida, cujos agravos à saúde necessitam de atendimento imediato. Funciona durante as 24 horas do dia e dispõe de leitos de observação."

2.1.3. Emergência:

"Unidade destinada à assistência de doentes, com ou sem risco de vida, cujos agravos à saúde necessitam de atendimento imediato."

O atendimento destinado ao paciente é classificado em função do tipo da unidade:

Atendimento de emergência:

Conjunto de ações empregadas para a recuperação de pacientes, cujos agravos à saúde necessitam de assistência imediata, por apresentarem risco de vida. Tais agravos à saúde põem em risco determinadas funções vitais que, com o passar do tempo, diminuem temerariamente sua chance de eventual recuperação.

Atendimento de urgência:

Conjunto de ações empregadas para a recuperação de pacientes, cujos agravos à saúde necessitam de assistência imediata. As condições do paciente são agudas, mas não há perigo iminente de falência de qualquer de suas funções vitais.

A finalidade, pois, da unidade de emergência é prestar atendimento a todos os pacientes que necessitam de cuidados médicos imediatos, visando à qualidade, eficiência e segurança, provendo meios para uma assistência contínua e centrada em programas de cooperação, orientação e desenvolvimento de práticas específicas.

As unidades de emergência são *próprias de hospitais de grande porte* ("hospital com capacidade instalada de 151 a 500 leitos"), para uma permanência do paciente de até 48 horas, com um conjunto de elementos que atendam às exigências do atendimento imediato. Segundo as Normas e Padrões de Construções e Instalações de Serviços de Saúde, do Ministério da Saúde, devem ser localizadas em: "Pavimento térreo, com ampla entrada, independente e coberta, com via de acesso sinalizada e espaço suficiente para a livre circulação de ambulância. Devem possuir, também, fácil acesso aos serviços complementares de diagnóstico e tratamento."

Podem, contudo, ser previstas para hospitais de pequeno e médio portes ("capacidade instalada de até 50 leitos e de 51 a 150 leitos, respectivamente"), atendendo sempre às exigências normativas.

Às unidades de emergência aliam-se hoje os serviços de atendimento pré-hospitalar ("Resgate"). Estes serviços utilizam profissionais da saúde (médicos e enfermeiros), ao lado de policiais militares (bombeiros), na assistência às emergências (principalmente nas situações de acidentes), com encaminhamento dos pacientes às instituições hospitalares.

Sofrem esses profissionais um treinamento específico que os capacita ao exercício de atividades complexas direcionadas para manutenção da vida e transporte do paciente para a unidade que o atenderá, com um mínimo de risco.

2.2. A Unidade de Emergência e o Hospital

Organizar uma unidade de emergência, com características próprias, recursos humanos e materiais adequados, e voltada inteiramente para o atendimento das necessidades dos pacientes de risco, é um verdadeiro desafio.

Segundo as Normas e Padrões de Construções e Instalações de Serviços de Saúde, Ministério da Saúde, para o dimensionamento das necessidades de atendimento de urgência, considerar:

— "o número de atendimentos de urgência é, em média, igual a 15% das consultas médicas gerais previstas para a população do agrupamento;

— a população mínima que comporta uma unidade de urgência é de 15.000 habitantes no agrupamento;
— a implantação do atendimento de urgência deverá ser sempre programada como parte integrante dos ambulatórios gerais, unidades mistas, hospitais locais e regionais;
— a incidência de acidentes ou outros agravos que demandam o atendimento de urgência;
— a distância e a acessibilidade a outros estabelecimentos que desempenham atividades de urgência."

O contexto da unidade de emergência é então caracterizado como carente de recursos amplos, que, em sua plenitude, atenderiam às necessidades básicas do paciente com qualquer afecção aguda. Essa unidade, organizada a partir de objetivos institucionais, desenvolveria uma assistência apoiada em práticas curativas e preventivas, buscando a recuperação do doente e a identificação precoce de anormalidades. É, pois, dependente de uma infra-estrutura complexa.

A filosofia do atendimento na unidade de emergência com caráter dinâmico traz algumas repercussões que implicam a melhor organização das outras áreas do hospital. Em função das atividades exercidas, alguns serviços devem ser mantidos em condição de utilização a qualquer momento. A unidade de emergência só pode desenvolver operações seguras se amparada por esses serviços, organizados de modo a facilitar a assistência global.

O sucesso do atendimento pode estar diretamente relacionado à disponibilidade de outras áreas: prioridade nos exames laboratoriais, nos exames radiológicos, nas internações (principalmente, nas Unidades de Terapia Intensiva), nas transferências para outras instituições, se for o caso, na utilização dos Centros Cirúrgico e Obstétrico, no fornecimento de sangue e seus componentes etc.

Na realidade, a unidade de emergência deve gerar a necessidade de se criarem, no hospital, objetivos institucionais amplos que comprovadamente cerquem os pacientes de segurança. Os padrões operacionais, prontos e eficazes, devem se estender às demais áreas, através de recursos e atuações sistematizadas, com equipes devidamente treinadas. Não há, por exemplo, atendimento bem-sucedido sem uma boa administração de recursos materiais: a qualidade do material aliada à sua quantidade, bem como a adequação ao uso são fatores que contribuem significativamente para a assistência. As funções de previsão, provisão, organização e controle desses recursos passam por diferentes áreas do hospital, que devem ser mantidas em condições seguras e familiarizadas com a forma de administrá-los.

Em alguns hospitais, a unidade de emergência é a "porta de entrada" única para as internações (em outros, uma das portas) e, como tal, torna-se o "cartão de visita". Uma atitude equilibrada por parte das equipes de trabalho promove na unidade uma atmosfera de segurança, onde o relacionamento humano faz desaparecer a desconfiança, a ansiedade e a tensão.

Por ser uma área de grande movimentação (para os que a procuram e para os que atuam ali), causa desconforto em grande parte de familiares e pacientes, levando-os, muitas vezes, a desgastes físicos e emocionais. A equipe, com habilidade, pode desenvolver um comportamento favorável, minimizando os fatores de agressão.

Os métodos de tratamento, às vezes agressivos, e as graves condições dos pacientes na emergência podem provocar nos familiares reações inesperadas, traduzidas por alterações de comportamento. Espera-se que a equipe, usando de cortesia, firmeza e segurança, esteja apta a demonstrar-lhes respeito e consideração, reduzindo os desconfortos. Um agradável e positivo estado emocional, resultante de uma satisfação completa no trabalho, promove naturalmente uma tendência ao desenvolvimento de habilidades no relacionamento com pacientes, familiares e membros da equipe.

Pacientes e acompanhantes em contato com profissionais/ocupacionais que desenvolvem um papel definido, competentes e seguros, completamente entrosados, sentir-se-ão satisfeitos em suas necessidades, reagindo mais favoravelmente às indicações de hospitalização.

2.3. Planejamento e Organização da Unidade

A unidade é planejada em função do tipo de hospital a que está vinculada, com o objetivo de atender à sua finalidade. Deve conter alguns elementos básicos essenciais, com amplas áreas de circulação, e estar localizada de modo a permitir fácil acesso ao público. É recomendável que esteja isolada das áreas de passagem para outros serviços ou unidades do hospital, tendo contudo, fácil acesso ao Centro Cirúrgico, à Unidade de Terapia Intensiva, aos serviços de Radiologia ou Diagnóstico por Imagens e aos elevadores.

— Área mínima para uma unidade de emergência em um hospital de até 150 leitos: *265 m²*.

2.3.1. Elementos da planta física

1. *Recepção e espera:* localizada à entrada da unidade, com estrutura tal que favoreça o fornecimento de informações ao público e permita o controle da movimentação de acompanhantes e pacientes, com condições de conforto e bem-estar (boas acomodações para espera).
2. *Sala de registro:* localizada junto à entrada da unidade, permitindo fácil acesso do paciente para a admissão ao serviço e propiciando, também, meios para o controle indispensável da sua movimentação. Pode ainda ser um local que presta informações ao público.
3. *Sala de primeiro atendimento:* é um consultório; local para uma primeira avaliação médica, onde o paciente é classificado, segundo as suas necessidades básicas, para um atendimento de emergência, atendimento de urgência ou não-urgência (situação esta na qual a intervenção da equipe médica de emergência é desnecessária, podendo o paciente ser tratado oportunamente).
4. *Sala de atendimento de emergência:* de fácil e rápido acesso na unidade, com portas amplas e provida de recursos para o atendimento a pacientes com agravos à saúde, que implicam risco de vida (Parada Cardiorrespiratória, Traumatismo Craniano, Politraumatismos etc.).

5. *Sala de redução de fraturas e aplicação de gesso:* exclusiva para esses fins.
6. *Sala para pequenos procedimentos cirúrgicos:* dotada de área com lavabos.
7. *Sala para procedimentos contaminados:* localizada em área de circulação mais restrita e dotada de antesala.
8. *Sala para repouso e observação de pacientes:* de localização central na unidade, ou próxima às áreas de atendimento geral, propiciando a acomodação de pacientes sem distinção de sexo e faixa etária. Seus leitos podem ser separados por divisórias leves (laváveis), tendo área de serviço comum e ocupando, cada um, o espaço mínimo de 9 m^2. A disposição dos leitos deve proporcionar observação individual e de conjunto dos pacientes, espaço suficiente para a locomoção do pessoal, rápido atendimento e facilidade para os cuidados de enfermagem. Uma relativa privacidade deve ser considerada na distribuição destes leitos.

Se a unidade apresenta um grande número de atendimento a crianças (0 a 12 anos), ao lado do de adultos, é aconselhável que se crie Sala de Repouso e Observação para as mesmas. Cada leito pode, então, ocupar uma área de 5 m^2, com acomodações semelhantes às destinadas às enfermarias de Pediatria para o grupo etário de 7 a 12 anos.

Estima-se, em geral, que a unidade de emergência tenha leitos de repouso e observação em quantidade suficiente para atender ao paciente num período de tempo relativamente curto, durante o qual são feitos os exames para a confirmação do diagnóstico.

As salas destinadas aos leitos de repouso e observação, contudo, devem conter um máximo de 8 a 10 leitos, para que haja eficiência no atendimento. Se houver necessidade, baseada na demanda do serviço, outras salas são organizadas com o mesmo número de leitos.

Algumas instituições optam por uma caracterização modificada nos leitos de repouso e observação. Destinam alguns leitos, em áreas bem próximas ao atendimento geral, para um período de observação propriamente dita: um tempo aproximado de três horas, em acomodações mais simples (macas), para pacientes em atendimento de urgência.

Os leitos de repouso são, então, usados pelos pacientes em atendimento de emergência e por aqueles que não tiveram sua condição definida após o período de observação.

É importante ressaltar que a permanência do paciente na unidade de emergência deve ser em caráter transitório, estimulando-se precocemente a internação do mesmo após o período de esclarecimento diagnóstico.

9. *Sala de isolamento:* destinada a portadores de doença infecto-contagiosa, agravada por problemas que exijam cuidados de emergência. Mesmo com condições favoráveis para o isolamento na unidade de emergência, em geral os pacientes com afecções infecto-contagiosas são internados imediatamente após a avaliação médica; isto é recomendável do ponto de vista epidemiológico.

10. *Sala para exame clínico e tratamento* (medicação, inalação, curativo, hidratação): individual ou coletiva. Se coletiva, subdividida com paredes laváveis e leves.
11. *Sala para a guarda de equipamento.*
12. *Sala para câmara escura.*
13. *Sala para higienização:* dotada de sanitário e de recursos para a higienização de pacientes em maca ou cadeira de rodas (chuveiro com ducha), com paredes e pisos laváveis.
14. *Sala de estar e repouso para médicos:* com sanitário anexo e chuveiro; dotada de um sistema de chamada de urgência.
15. *Posto de enfermagem:* localizado próximo às áreas de atendimento geral aos pacientes e de pequenas dimensões (4 m^2).
16. *Copa:* receptora e distribuidora das dietas dos pacientes da unidade.
17. *Sala para a guarda de macas e cadeiras de rodas.*
18. *Sala para a recepção de roupa usada e lixo (previamente ensacado).*
19. *Rouparia.*
20. *Sala de serviço/Sala de utilidades:* com recursos para a limpeza e preparo de material.
21. *Expurgo.*
22. *Sala para material de limpeza.*
23. *Sala de estar para a equipe de enfermagem:* com sanitário anexo (área destinada ao "cafezinho" e a uma "pausa" em meio às atividades).
24. *Sala para a chefia de enfermagem.*
25. *Sanitários:*
    — para o público;
    — para o pessoal;
    — anexos à sala de repouso e observação e à sala de isolamento (com chuveiros).
26. *Sala de entrevistas:* para uso da equipe multiprofissional.
27. *Sala para material de consumo:* com espaço para conter o material de consumo em estoque mínimo para 24 horas.
28. *Sala para o investigador ou a autoridade policial de plantão.*
29. *Sala de espera:* com condições para receber confortavelmente os pacientes e seus acompanhantes. Podem ser múltiplas e em áreas próximas às salas de atendimento ou repouso e observação. Suas instalações devem incluir sanitários, bebedouros e telefones públicos.

Os recursos da unidade de emergência devem sempre propiciar segurança aos pacientes que dela se utilizam. São condições essenciais na organização da unidade, como fatores de segurança:

— circuitos elétricos adequadamente terrados;
— boa iluminação e boa aeração;
— meios precisos para intercomunicações (sistemas acústicos, sistemas de sinalização e alarme, devidamente instalados e de fácil operacionalidade);
— circuitos elétricos de 110 e de 220 volts, *devidamente identificados*;
— pontos de oxigênio, ar comprimido e vácuo, em todas as áreas onde há atendimento a pacientes (na sala de repouso e observação, para cada leito, 2 pontos de oxigênio, 1 de ar comprimido e 1 de vácuo, pelo menos);
— múltiplos lavabos com torneiras comandadas sem o uso das mãos;

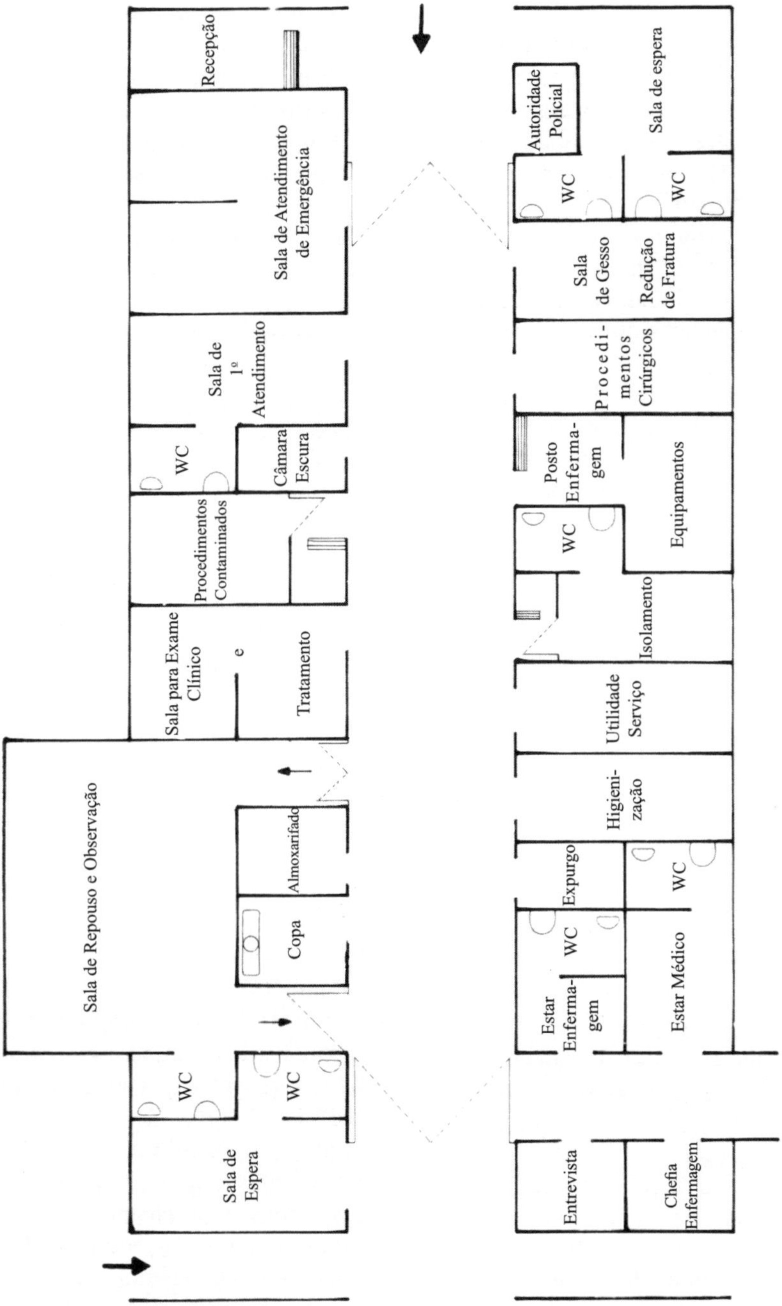

Figura 2.1: Elementos de planta física (área mínima).

— condições de ampliação da unidade para um atendimento satisfatório em situação de calamidade pública;
— entradas e saídas independentes para pacientes e acompanhantes, para servidores, material e serviço e remoção de cadáveres;
— corredores internos com um mínimo de 2 m de largura para a circulação de pacientes ambulantes ou em cadeira de rodas, macas ou camas, pessoal, material;
— instalação nas áreas de circulação de cabinas telefônicas, bebedouros, extintores de incêndio e lavatórios, sem que reduzam os espaços ou obstruam o tráfego;
— piso de material resistente à água e soluções desinfetantes, isentos de desenhos e ranhuras, com superfície antiescorregadia;
— teto e paredes perfeitamente lisos e laváveis;
— janelas teladas, quando não houver ar condicionado;
— fonte e energia de emergência (grupo gerador), para assegurar sempre o atendimento aos pacientes.

2.3.2. Critérios para a admissão do paciente

Os pacientes que apresentam alterações significativas em sua condição geral, na maioria das vezes de instalação súbita ou aguda, é que procuram as unidades de emergência.

A admissão do paciente na unidade é quase sempre posterior a uma avaliação médica, que estabelece a sua condição mórbida e condiciona o encaminhamento do mesmo para uma área específica da unidade: Sala de atendimento de emergência, Sala de redução de fraturas e aplicação de gesso, Sala para pequenos procedimentos cirúrgicos ou Sala para procedimentos contaminados.

Alguns pacientes são trazidos às unidades em condições já estabelecidas como de *risco de vida* (com tais agravos à saúde que necessitam de atendimento imediato), sendo diretamente encaminhados à Sala de atendimento de emergência, para cuidados prontos e específicos.

Após a fase de avaliação médica do paciente e seu encaminhamento a uma das diferentes áreas de atendimento, o mesmo poderá permanecer em um leito da Sala de repouso e observação, até o momento da alta hospitalar ou da transferência para a unidade de internação.

Para que as unidades de emergência atinjam a sua finalidade *torna-se imprecindível a não-permanência do paciente nas mesmas por tempo prolongado*. Com o intuito de preservar tal disposição, as unidades não devem oferecer recursos para que o paciente seja atendido em condições de internação efetiva (enfermarias, apartamentos, unidades especiais) e nem aqueles próprios de áreas de atendimento ambulatorial.

Pacientes atendidos nas unidades de emergência, com comprometimento importante de suas funções vitais ou que podem apresentar quaisquer alterações graves das mesmas, devem ser encaminhados diretamente às Unidades de Terapia Intensiva, após os procedimentos que superam a situação crítica. Eventualmente, permanecem por algumas horas na Sala de repouso e observação, enquanto se prepara um leito para recebê-los na Unidade de Terapia Intensiva, ou outra afim.

Todo paciente que passa pelo Serviço de Emergência deve ser registrado *(inclusive os que chegam mortos)*, mesmo que não permaneça internado na unidade, tendo anotado em sua ficha o atendimento recebido. Permanecendo na unidade e necessitando de hospitalização, deixará a área em condições gerais melhoradas ou estabilizadas, acompanhado de membros da equipe que possam assegurar-lhe segurança no transporte.

2.3.3. Aspectos operacionais

Todo o atendimento nas unidades de emergência está centrado no desenvolvimento de atividades que possam proporcionar a sobrevida e a reintegração do paciente grave a uma existência normal. Assim, alia-se à rápida avaliação do doente a atuação sistematizada de uma equipe treinada em práticas específicas de atendimento de emergência. Esta atuação sistematizada é sempre mais eficiente que as ações improvisadas e contribui para reduzir ao mínimo as frustrações experimentadas pelos grupos de trabalho.

A complexidade das unidades de emergência cria a necessidade de uma adequação de seu uso aos recursos humanos e materiais disponíveis, para que haja contínua avaliação e adaptação das práticas assistenciais.

Para que o atendimento ao paciente seja satisfatório, indo de encontro às suas necessidades, é importante considerar alguns aspectos gerais:

— definição da área física e de facilidades;
— atitudes novas e dinâmicas em relação à atuação em áreas emergenciais;
— *enfermagem permanente, com treinamento específico;*
— pronta avaliação médica, com ações contínuas e rápida interferência nos processos críticos;
— estabelecimento de funções, normas, tipos de condutas, padrões de avaliação e execução das diferentes atividades;
— manutenção de um alto padrão nos cuidados médicos e de enfermagem;
— contato constante e direto entre pacientes, seus familiares e equipe de saúde.

• Equipe

A planificação das atividades, somada à experiência, cria o método de trabalho na unidade. Leva a equipe, que é multiprofissional, a objetivos comuns e a uma coerência de propósitos, sem os quais deixa de existir uma filosofia de trabalho, essencial à organização. Os diferentes membros da equipe de trabalho colaboram efetivamente no desenvolvimento das atividades junto ao paciente e na concretização dos alvos propostos. Destaca-se, nas unidades, a função exercida pelo Assistente Social, orientada para um programa que abrange diversas facetas de atendimento:

— a classificação socioeconômica dos pacientes;
— o contato sistemático com pacientes e familiares para orientações, informações, comunicações, encaminhamentos e fornecimento de laudos, pareceres, atestados;
— a localização de familiares de pacientes que chegam sozinhos ao serviço;
— os encaminhamentos de pacientes a outras instituições;

— a assistência a familiares quando da morte de pacientes, com esclarecimentos a respeito da rotina do hospital em relação ao fato;
— o "elo" no relacionamento médico-paciente-família.

Assistentes sociais motivados e integrados ao serviço contribuem de forma marcante para a manutenção de um bom padrão de atendimento.

Um sistema de transmissão de requisições de dietas para o Serviço de Nutrição e Dietética deve ser estabelecido em função das necessidades nutricionais básicas dos pacientes. Tais necessidades serão avaliadas com base na permanência do paciente na unidade.

Dadas as suas características, as unidades de emergência devem operar, como já referimos, com uma infra-estrutura auxiliar básica, para propiciar diagnóstico e tratamento rápidos e precisos:
— Banco de Sangue (ou Agência Transfusional);
— Centro Cirúrgico (com sala em disponibilidade para a Emergência nas 24 horas);
— Laboratório Clínico, Serviço de Diagnóstico por Imagem (Radiologia, Ultra-sonografia, Tomografia Computadorizada);
— Serviço de Endoscopia e Unidade de Terapia Intensiva (geral ou de especialidade).

• Serviço de Enfermagem

O Serviço de enfermagem norteia-se por critérios e normas apoiados numa filosofia de trabalho que visa ao bem-estar dos pacientes e à plena satisfação de suas necessidades, efetivados por manuais e métodos padronizados de atendimento.

O nível de assistência requerido pelo paciente nas unidades de emergência situa-se entre o cuidado semi-intensivo (10 horas/cuidado) e os cuidados intensivos (18 horas/cuidado). Uma alta mortalidade (óbito hospitalar), de até 20%, é inerente à natureza do trabalho, acrescida de um "turnover" rápido de pacientes críticos (estado grave ou alto risco), que levam a equipe a uma atuação sob pressão, causadora de estresse.

Todo o trabalho de enfermagem desenvolvido deve ser função de uma equipe especificamente treinada e orientada para as características gerais e específicas da unidade. Logra-se conduzir a equipe ao objetivo comum (práticas de enfermagem que asseguram uma boa assistência) através de um treinamento sistematizado (função essencial da unidade), que a prepara para o exercício efetivo das atividades profissionais. "A manutenção do nível profissional deve ser conseguida mediante leituras, estudos, observações, investigações e união de esforços que geram uma forma de trabalho desejável para a equipe de enfermagem."

À assistência de enfermagem aliam-se alguns fatores preponderantes e indispensáveis:
— o emprego efetivo do pessoal;
— a objetividade e a eficácia nos procedimentos técnicos;
— a adequada conservação e a utilização racional dos recursos;
— a criação de novos métodos de tratamento;
— a educação contínua de pacientes e familiares;
— a cooperação mútua e a integração das experiências e dos conhecimentos adquiridos.

No treinamento do enfermeiro, com a duração de pelo menos três meses, um programa teórico-prático pode ser desenvolvido, com características abrangentes e orientado para as diversas áreas de atendimento da unidade de emergência.

O treinamento visa ao aprimoramento do enfermeiro, que necessita de um contínuo desenvolvimento, incorporando à sua formação conhecimentos e informações que o capacitem às atividades na unidade de emergência. Não há, do ponto de vista formal, o preparo de profissionais para o exercício da enfermagem nessas unidades e nem sempre são identificados os meios pelos quais os enfermeiros podem obter cada conhecimento para uma atuação precisa, segura e gratificante.

Fica incorporado ao treinamento o objetivo de estimular o profissional a buscar as melhores condições de trabalho, através de um alto nível de educação e aperfeiçoamento. Deve ser inerente ainda, ao treinamento, a prevalente análise dos fatores que levam à satisfação no trabalho:

— os benefícios;
— a participação em tomadas de decisão;
— as promoções (vinculadas, ao desenvolvimento pessoal);
— as oportunidades dentro e fora da instituição;
— a possibilidade de alcançar o desejado nível de competência.

O programa de treinamento, dividido em duas fases, inclui informações gerais sobre a unidade (características, recursos, objetivos) e tópicos sobre a assistência de enfermagem em situações de emergência. Cada um destes tópicos é subdividido, com a preocupação de se estabelecerem as linhas mestras do atendimento. São tópicos relativos às afecções mais comuns na unidade.

É importante que cada tema seja visto em seus aspectos de anatomia, fisiologia, fisiopatologia e etiologia, com o objetivo de se criar um processo de assistência de enfermagem voltado para o tratamento prescrito.

Os tópicos do programa devem conduzir ainda a uma clara apresentação dos sinais e sintomas de cada afecção abordada, favorecendo a pronta intervenção do enfermeiro na cadeia de atendimento, quer pela identificação do problema, quer pela efetiva atuação prática, quer pela prevenção de danos.

Programa de treinamento para enfermeiros

Duração: 3 meses

1ª Fase: Duração: 2 semanas

I — Orientação geral

- Objetivos da unidade e filosofia de trabalho.
- Papel do enfermeiro. Recursos humanos.
- Normas e Rotinas. Manuais.
- Impressos.

II — Planta física

- Elementos da planta física. Circulação.
- Sinalização. Sistema de Comunicação.
- Sistema elétrico. Sistema de gases. Vácuo.
- Relação com o hospital.

III — Equipamentos

- Para assistência ventilatória.
- Para assistência cardiológica.
- Para assistência global.
  - — princípio de funcionamento.
  - — indicação.
  - — componentes e acessórios.
  - — conservação e limpeza.
  - — responsabilidade do enfermeiro.

2ª Fase: Duração: 10 semanas

I — Assistência ventilatória

- Anatomia e fisiologia respiratórias.
- Necessidade de oxigenação.
- Mecanismos da respiração e ventilação.
- Fisiopatologia.
- Assistência de enfermagem.

II — Assistência cardiológica

- Parada cardiorrespiratória.
- Arritmias.
- Infarto do miocárdio.
- Insuficiência cardíaca congestiva.
- Assistência de enfermagem.

III — Assistência traumatológica

- Epidemiologia e mecanismo do trauma.
- Traumatismo musculoesquelético.
- Traumatismo craniencefálico.
- Politraumatismo.
- Assistência de enfermagem.

IV — Assistência neurológica

- Avaliação do nível de consciência.
- Acidentes vasculares cerebrais.
- Encefalopatias hipertensivas.
- Assistência de enfermagem.

V — Assistência nas hemorragias agudas

- Sangue: composição e distribuição; transfusão.
- Equilíbrio ácido básico. Soluções endovenosas.
- Choque.
- Assistência de enfermagem.

VI — Assistência nas urgências pediátricas

- Choque.
- Parada cardiorrespiratória.
- Trauma.
- Insuficiência respiratória.
- Assistência de enfermagem.

VII — Assistência em urgências específicas

- Intoxicações exógenas.
- Moléstias infecto-contagiosas.
- Reações alérgicas e anafiláticas.
- Emergências obstétricas.
- Assistência de enfermagem.

VIII — Assistência em afecções médico-cirúrgicas

- Abdome agudo.
- Grande queimado.
- Ceto-acidose diabética.
- Insuficiência hepática. Coma.
- Assistência de enfermagem.

IX — Transporte do paciente grave.

X — Infecção.

Ao final do treinamento o enfermeiro deve estar capacitado a:

a) conhecer a unidade de emergência em seus aspectos gerais, discorrendo sobre sua filosofia de trabalho e seus objetivos assistenciais;
b) conhecer a área física da unidade e sua relação com outros serviços;

c) identificar e utilizar convenientemente todo o equipamento em disponibilidade na unidade;
d) reconhecer e listar os sinais e sintomas relacionados com as patologias mais freqüentes na unidade;
e) descrever as intervenções mais apropriadas para cada ocorrência;
f) estabelecer os objetivos da assistência de enfermagem nas ações terapêuticas, baseado nos conhecimentos adquiridos;
g) planejar as melhores estratégias para o atendimento às necessidades dos pacientes;
h) analisar as alterações fisiopatológicas apresentadas pelos pacientes, prevendo eventuais complicações e contribuindo para a pronta intervenção da equipe;
i) colaborar no desenvolvimento da equipe de enfermagem junto às práticas emergenciais, identificando as necessidades e estimulando o trabalho apoiado em um corpo de conhecimentos específicos.

O treinamento do pessoal de nível médio (técnicos de enfermagem), para o desenvolvimento do trabalho e a atuação precisa na assistência aos pacientes, é papel dos enfermeiros da unidade *e obedece a critérios objetivos: o conhecimento da unidade e seus recursos e a execução e tarefas específicas junto ao enfermo, sob supervisão e orientação.*

• Aspectos ético-legais

Alguns aspectos ético-legais no atendimento aos pacientes em unidades de emergência devem ser considerados e observados pela equipe de trabalho:

— o consentimento a tratamento é dado pelo próprio paciente, quando consciente, ou por familiares e parentes próximos (pai, mãe, irmão, esposa, filho etc.);
— não podem tomar sobre si a responsabilidade: paciente confuso; menor de idade; paciente psiquiátrico e paciente idoso não-orientado;
— podem pedir a alta precoce do paciente ("alta a pedido"): o paciente orientado e com poder de decisão ou responsável pelo paciente (pelo menos duas testemunhas assinam a alta a pedido);
— não podem pedir a alta: menor de idade, paciente com tentativa de suicídio e paciente confuso;
— *toda violência contra a criança deve ser notificada à autoridade policial* (são violências contra a criança o estupro e o espancamento; se os pais são os culpados, a instituição pode se recusar a entregar-lhes a criança; entrega-se ao Poder Público);
— o paciente que falece em conseqüência de causa criminosa (ferimento por arma de fogo, ferimento por arma branca, suicídio, atropelamento, acidentes vários, lesões corporais) é obrigatoriamente encaminhado ao Instituto Médico Legal (IML);
— a doação de órgãos pode ser efetivada com a autorização do paciente, por escrito, ou do parente mais próximo;
— o paciente psiquiátrico não tem poder decisório;
— as fugas de pacientes devem ser seguidas de comunicação às portarias e ao Serviço Social;

— as roupas, valores e documentos do paciente devem ser entregues somente para o mesmo e para a família *(valores devem ser arrolados de maneira descritiva: como são vistos).*

2.3.4. *Visitas e acompanhantes*

As *visitas* aos pacientes que estão numa unidade de emergência, ainda que estabelecidas de acordo com as necessidades, devem se restringir às áreas de repouso ou observação, quando a permanência ali é maior que 12 horas. Critérios são estabelecidos, para que não haja interferência no tratamento do doente; entre eles, o tempo de permanência do visitante na área e a freqüência das visitas (por exemplo, dez minutos a cada duas horas).

Um familiar íntimo do paciente, devidamente identificado e orientado, deve ser seu acompanhante durante a permanência na unidade. Só não estará com ele na Sala de Atendimento de Emergência, na Sala de Procedimentos Contaminados e na Sala de Procedimentos Cirúrgicos.

No caso de crianças, esse acompanhante só não estará presente na Sala de Atendimento de Emergência; nas demais situações torna-se quase indispensável, uma vez que pode participar dos cuidados que estão sendo dispensados, colaborando no tratamento (o apoio emocional é fundamental para a tranqüilidade da criança).

O acompanhante é orientado pelo enfermeiro quanto às características da unidade, equipes de trabalho, obtenção das informações sobre o doente, tempo de permanência do doente na área e visitas. Permanece junto ao doente inclusive para participar do tratamento. Sua participação é significativa em relação a algumas observações e à vigilância rigorosa sobre o paciente.

Na eventual sucessão de intercorrências emergenciais, o acompanhante é orientado a ausentar-se da área, para que se atenda o paciente convenientemente; será, logo que possível, contatado pela equipe.

A colaboração do acompanhante soma-se ao trabalho da equipe na recuperação do doente; este não se sente abandonado e tem um elo no relacionamento com os grupos.

A unidade não manterá o acompanhante em condições muito confortáveis; o mesmo terá à sua disposição uma cadeira junto ao leito e utilizará os sanitários públicos na sala de estar. Em função disto, é conveniente lembrar que o tempo de permanência do paciente na unidade deve ser o suficiente para o estabelecimento do diagnóstico e das condutas essenciais, além da precisa interferência para a manutenção das funções básicas de vida.

Há divergência de opinião a respeito da permanência de acompanhantes e visitantes nas unidades de emergência. As primeiras manifestações desfavoráveis surgem a partir do argumento de que a presença dos mesmos "atrapalha" o desenvolvimento das atividades. A partir daí, outros pontos são levantados (interferência da família por alterar emocionalmente a equipe, o descontrole emocional da família prejudicando o paciente, o acesso informal e o contínuo assédio aos médicos e enfermeiros, as "cobranças" indesejadas e inadequadas, as identificações prováveis de falhas e omissões dos grupos de trabalho etc.), gerando focos de resistência.

As experiências e as circunstâncias que envolvem o planejamento e a efetivação de um programa de acompanhamento contínuo do paciente por um familiar (ou mesmo, pelo melhor amigo) têm contribuído para que haja mudança de atitude em relação a essa resistência. Há, todavia, a necessidade de um preparo dos membros da família, bem como da equipe, para que ambos interajam em benefício do doente.

A participação do acompanhante começa na Sala de repouso e observação, provendo um suporte psicológico ao paciente, quando suas condições são instáveis e suas necessidades estão ainda sendo identificadas. A ajuda do acompanhante, traduzida objetivamente pela não-necessidade de restrição exagerada do paciente, pelo seu comportamento mais tranqüilo e acessível, pela melhor aceitação das condutas terapêuticas, pela ausência de medo e ansiedade, justifica o exercício do programa nas unidades de emergência. Nele, fica expressa a contínua busca da humanização dos serviços de saúde e a tendência de se criarem condições favoráveis para que o paciente se sinta, em qualquer situação, agregado ao seu "grupo" (sua família).

2.3.5. Recursos humanos

Os recursos humanos são uma conseqüência do padrão da unidade, organizados a partir das necessidades dos pacientes. O cálculo do pessoal de enfermagem apóia-se na adequada atenção ao paciente e em alguns pontos relevantes relacionados à planta física, demanda do serviço, quantidade e qualidade dos equipamentos de apoio, características dos recursos materiais, capacidade do grupo de trabalho e contínua avaliação de desempenho.

É condição básica que haja uma alta relação paciente/enfermagem e o desenvolvimento de uma harmônica dinâmica de grupo no atendimento das necessidades e propostas.

Algumas características individuais norteiam o recrutamento e a seleção de profissionais para essa área: iniciativa, responsabilidade, capacidade de trabalho, discernimento, vivacidade, jovialidade e perseverança.

O ambiente é impessoal, gerado pela sucessão de emergências, por alterações bruscas no estado geral dos pacientes, pela alta rotatividade e pelos freqüentes insucessos no atendimento, exigindo do pessoal de enfermagem uma capacitação mínima para o desempenho de suas funções. Meios que assegurem um bom cuidado de enfermagem devem ser criados, com o objetivo de determinarem o progresso em função das necessidades do pessoal.

Os enfermeiros das unidades de emergência aliam à fundamentação teórica (imprescindível) a capacidade de liderança, o trabalho, o discernimento, a iniciativa, a habilidade de ensino, a maturidade e a estabilidade emocional. Precisam estar sujeitos a um aprendizado constante e a uma atualização periódica; precisam desenvolver habilidades para trabalharem objetivamente nas situações inesperadas, com sua equipe e os outros profissionais da área. *Depreende-se, então, que os enfermeiros selecionados para as áreas de emergência sejam portadores de uma experiência geral e qualificados por uma boa educação formal.*

Um enfermeiro com ampla visão dos problemas relacionados à assistência, aos métodos de tratamento, aos procedimentos técnicos e à administração da unidade deve ser designado como o responsável pela área.

De uma maneira geral, recomenda-se por *turno de trabalho:*

— 1 enfermeiro para cada 3 leitos; 1 técnico de enfermagem para cada 2 leitos nas salas de repouso e observação;
— 1 enfermeiro para cada 2 salas de atendimento;
— 1 técnico de enfermagem para cada sala de atendimento (sala de 1º atendimento, sala para pequenos procedimentos cirúrgicos, sala para procedimentos contaminados, sala de isolamento, sala para exame clínico e tratamento);
— 1 profissional/operacional, com experiência em confecção de aparelhos gessados e imobilizações, para a sala destinada a esses fins (para um trabalho sob a orientação do ortopedista).

Se a sala para exame clínico e tratamento for coletiva, o número de técnicos deve ser ajustado às necessidades.

O trabalho é desenvolvido numa jornada de 36 horas semanais, com turnos diurnos de 6 horas e noturnos de 12 x 36 horas. *É importante ressaltar que o dimensionamento do pessoal de enfermagem é sempre função da filosofia, dos objetivos e das propostas assistenciais da unidade e/ou instituição que a abriga.*

Além da equipe de enfermagem, outros profissionais participam do atendimento ao paciente nas unidades de emergência, dividindo responsabilidades e definindo, muitas vezes, o nível de assistência oferecido.

Os papéis (funções, tipos de condutas, padrões de avaliação, execução de atividades) de cada um se revestem de importância e indispensabilidade. No planejamento da unidade, devem ser estabelecidos para determinado fim, numa dada pauta.

O Serviço Médico deve estar sob a coordenação de um profissional capacitado, que compartilhe com a equipe multiprofissional os objetivos e programas direcionados para uma abordagem terapêutica ampla e com alto grau de especialização.

2.3.6. Relacionamento com outros serviços

Rotinas especiais são desenvolvidas a partir de algumas necessidades, geradas pela presença da unidade de emergência no complexo hospitalar. Tais necessidades só são satisfeitas se criadas situações estruturais básicas que proporcionem diagnósticos e tratamento rápidos e precisos, além da organização e adequação de outras áreas de apoio.

— Banco de Sangue ou Agência Transfusional: com comunicação exata da natureza da emergência, dá imediata providência para a transfusão de sangue e componentes;
— Radiodiagnóstico: prioriza as solicitações;
— Laboratório de Análises Clínicas: efetiva, a qualquer momento, os pedidos de caráter emergencial;
— Centro Cirúrgico: dispõe a qualquer hora de sala para intervenções cirúrgicas;
— UTI: atende de forma prioritária à solicitação de leitos.

Os demais serviços de hospital estabelecem com a Unidade de Emergência operações seguras e harmônicas. Em geral, o material de consumo é fornecido pelo Almoxarifado e pela Farmácia, através de requisições periódicas, segundo um estoque mínimo. O material esterilizado provém do Centro de Material e Esterilização (CME), também a partir de requisições, e os serviços de Lavanderia e Manutenção e Reparos atendem às necessidades, segundo rotinas.

2.4. Planta Física. Recursos Materiais

A unidade de emergência deve ocupar, preferencialmente, o andar térreo do hospital, e conter os elementos indispensáveis para o atendimento aos pacientes que a procuram.

A distribuição dos elementos atenderá a um fluxo racional, em função da sua utilização, sendo certo que alguns ocuparão áreas de mais fácil acesso. O planejamento físico da unidade visa a alguns propósitos básicos:

— a criação de espaços para abrigar equipamentos e permitir livre circulação da equipe de trabalho;
— a eficácia nos atendimentos de emergência, através de recursos e facilidades programados;
— a redução das ações improvisadas;
— o apoio à crença de que a assistência é significativamente mais completa quando aliada a recursos de ordem material (ambiente físico adequado);
— o atendimento a uma variedade de propósitos (segurança, eficácia no uso do pessoal e equipamento), que, sob condições satisfatórias, a unidade pode desenvolver.

O equipamento da unidade deve atender tão-somente às suas características, sem contribuir para que aí se instalem condições de atendimento contínuo a pacientes críticos (cuidados intensivos) ou de atendimento ambulatorial. A atitude da equipe que ali trabalha, apoiada no atendimento em tempo hábil, gera o fator preponderante e norteador das práticas médicas: centralização de esforços e coordenação de atividade, com um equipamento de apoio satisfatório.

A escolha do equipamento segue alguns pontos:

— "que seja de fácil operacionalidade, eficiente e de qualidade comprovada;
— que tenha assistência técnica contínua e eficaz;
— que atinja as finalidades da unidade, oferecendo segurança na assistência ao paciente."

Um grupo de trabalho, com representantes das áreas médica e de enfermagem, pode ser constituído para opinar a respeito e determinar a aquisição de equipamento.

A problemática na aquisição de equipamento é tão freqüente e intensa que os especialistas em Terapia Intensiva criaram o Comitê Científico-Técnico (Federación Panamericana e Iberica de Medicina Critica e Terapia Intensiva), para elaborar normas mínimas em relação à compra de material e classificação de equipamentos, perfeitamente aplicáveis às unidades de emergência.

O equipamento das unidades deve ser próprio, preferencialmente sem ser deslocado para outras áreas, *e estar sujeito a uma manutenção preventiva*, segundo as especificações do fabricante. É distribuído pelas áreas de atendimento, estando sempre à disposição para uso imediato, com a garantia de que atenderá aos fins a que se destina.

Todo equipamento com defeito deve ser removido do serviço até que sofra os devidos reparos. Os reparos nos equipamentos não podem ser temporários ou improvisados.

— SALA DE PRIMEIRO ATENDIMENTO: com instalações básicas de um consultório. Deve conter: mobiliário (mesas e cadeiras), aparelho de pressão, estetoscópio, balança antropométrica, escada de dois degraus, mesa de exame, negatoscópio, porta-saco ("hamper"), mesa auxiliar inoxidável, oftalmoscópio, otoscópio e armário pequeno.

— SALA DE ATENDIMENTO DE EMERGÊNCIA: com recursos que possam favorecer a assistência aos pacientes com risco de vida e que gerem uma forma de trabalho desejável. Deve ser ampla e destinada a atender, pelo menos, a dois pacientes simultaneamente, em boxe separado. Para cada boxe: aparelho de pressão, braçadeira, bomba de infusão, desfibrilador/cardioversor/monitor, escada de dois degraus, estetoscópio, laringoscópio com jogos completos de lâminas retas e curvas, mesa de exame (tipo divã), mesas auxiliares inoxidáveis, mesa de Mayo, marca-passo (fonte geradora externa), foco de luz portátil, óculos, de proteção de acrílico, protetores faciais de acrílico, negatoscópio de 2 corpos, porta-saco ("hamper"), aparelho para ventilação mecânica, reanimadores manuais ("ambu"), régua de nível, relógio de parede, suporte para soro sem rodízios (2), tábua para massagem cardíaca, unidade respiratória portátil (para o transporte), instalação para gases (oxigênio e ar comprimido) e vácuo, fluxômetro, vacuômetro e aspirador para oxigênio (tipo "venturi"), pinça Maguil, mandril, atadura de Esmarch.

1 Mesas para exame
2 Tábua para massagem cardíaca
3 Suporte de soro
4 Respirador
5 Desfibrilador/Cardioversor/Monitor
6 Mesa com material para intubação
7 Régua com gases e vácuo
8 Mesas auxiliares
9 Mesa de Mayo
10 Bomba de infusão
11 Foco portátil (luminoso)
12 Braçadeira
13 Escada de 2 degraus
14 Bancada e armário suspenso
15 Lavabo
16 Porta-saco ("hamper")
17 Lixeira

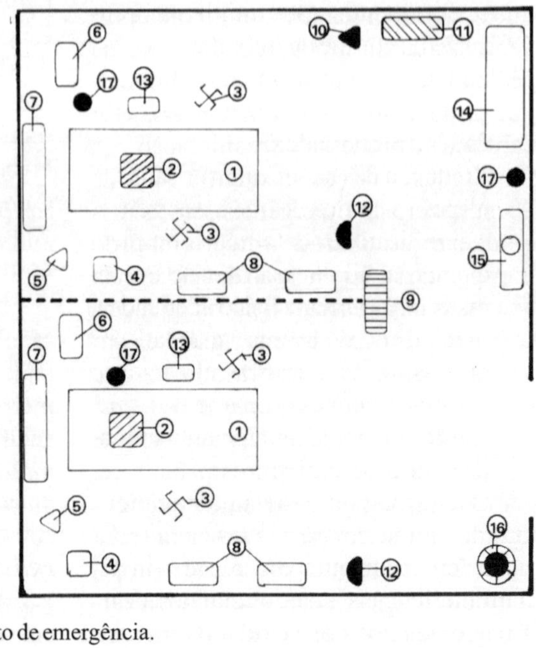

Figura 2.2: Esquema da sala de atendimento de emergência.

Esta sala deve ser provida, ainda, de bancada para material de consumo, de armário suspenso com escaninhos para a medicação de emergência e de recursos para o atendimento a crianças (aparelho de pressão com conjunto de manguitos infantis, estetoscópio infantil, laringoscópio infantil com lâminas retas, ventilador infantil, "ambus" infantis e para recém-nascidos, talas para imobilizações, pás infantis do desfibrilador).

A utilização da sala fica limitada àquelas situações realmente emergenciais, durante o tempo necessário e suficiente, para que os ciclos de desequilíbrio funcionais que levam à morte sejam interrompidos. É mantida em constante condição de uso, com reposição sistemática de seus componentes e limpeza terminal a cada utilização.

Óculos e protetores faciais de acrílico são utilizados pela equipe, durante o procedimento de intubação endotraqueal, como precaução ou medida preventiva contra a contaminação. A escada de dois degraus é utilizada pelo membro da equipe que se encarrega da massagem cardíaca no processo de reanimação.

Alguns serviços mantêm a Sala de Atendimento de Emergência sem as mesas de exame, utilizando a própria maca do transporte na assistência ao doente. Ainda que essas macas sejam dotadas de recursos especiais (mais largas, rígidas e com a possibilidade de serem travadas), *o que não é muito comum em nossos serviços,* nem sempre favorecem as manobras de reanimação do doente (movimentam-se, permitem que haja deslizamento do coxim, não fornecem espaço suficiente para alguns procedimentos específicos, propiciam interferência junto aos monitores cardíacos e aparelhos de eletrocardiograma). Observamos que uma equipe bem treinada para um atendimento sistematizado transfere, com facilidade e sem perda de tempo, um paciente da maca para a mesa de exames (já preparada com a tábua para massagem cardíaca e um "leito" de maca de transposição), que proporciona melhores condições para a assistência.

A unidade respiratória portátil para o transporte de pacientes graves é uma maleta com componentes para reanimação, oxigenação e aspiração, com fonte própria de oxigênio.

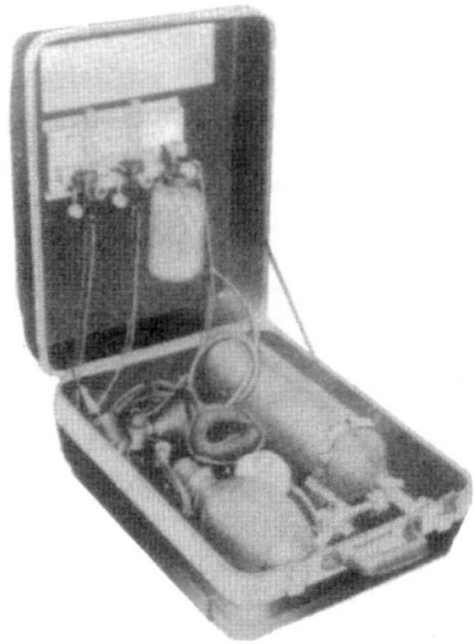

Figura 2.3: Unidade respiratória portátil: unidade de emergência para reanimação, oxigenação e aspiração.

Os pontos de gases e vácuo, preferencialmente instalados em régua (ou painel), são mantidos com dois fluxômetros de oxigênio, um fluxômetro de ar comprimido, um vacuômetro e um aspirador para oxigênio. *É recomendável que um dos sistemas para aspiração seja de uso exclusivo para as vias respiratórias, durante o atendimento.*

A Sala de atendimento de emergência, para atingir seus propósitos, deve conter todos os suprimentos (material de consumo) passíveis de serem utilizados durante um atendimento. A equipe de emergência precisa ter em mãos, sem perda de tempo, todo o material para pronto atendimento, sem que haja necessidade de saída da sala para quaisquer providências.

- *Utilização da Sala de Atendimento de Emergência*

A sistematização do uso desta sala contribui de maneira efetiva para o sucesso no atendimento.

O treinamento da equipe para o atendimento de emergência é condição básica para a atuação ali. Fazem parte do treinamento o conhecimento global da sala e seus recursos e o domínio total das práticas assistenciais empregadas na reabilitação do doente (preferencialmente estabelecidas através de protocolos).

À chegada do paciente, uma equipe é deslocada para a sala, deixando suas atividades correntes ao encargo de outros profissionais (sobre a porta de entrada da sala pode existir uma lâmpada, que é acesa, indicando que há paciente em atendimento). Sem perda de tempo iniciam-se as manobras de reanimação.

O paciente que chega à sala em maca comum é transferido para a mesa de exames pela própria equipe que o assistirá. Sobre a mesa de exames, à altura do tórax, já deve estar colocada a tábua para massagem cardíaca, coberta pelo lençol e, se for o caso, pelo "leito" da maca de transposição (lona com correias que a fixarão à maca para a posterior remoção do paciente). (Figura 2.4)

A equipe, de pelo menos 6 profissionais (2 médicos, 3 enfermeiros e 1 técnico de enfermagem), atuantes na própria unidade, atenderá o paciente com ações concomitantes e ordenadas. Há uma divisão das tarefas:

— 1 médico e 1 enfermeiro, junto à cabeceira, para os primeiros procedimentos de reanimação cardiorrespiratória (retirada da prótese dentária, aspiração da cavidade oral, intubação e ventilação);
— 1 médico, à esquerda do paciente, para a massagem cardíaca externa (utiliza a escada de dois degraus para ficar em nível superior ao tórax do paciente);
— 1 enfermeiro, à direita do paciente, providenciando vias venosas de acesso à circulação (1º passo), li-

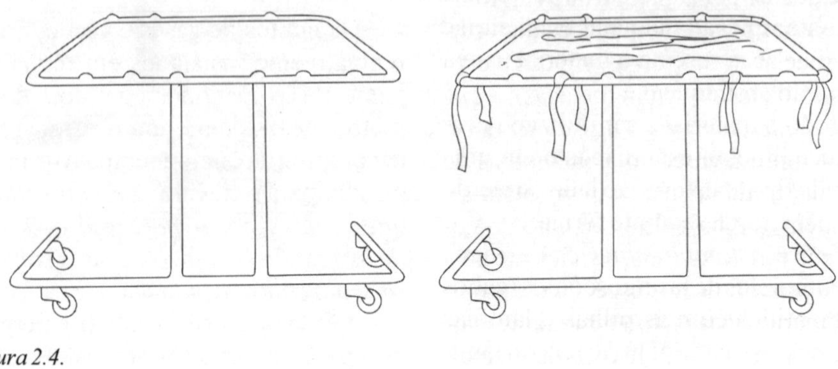

Figura 2.4.

vrando-o de roupas e outros pertences, administrando as medicações, instalando os eletrodos para a monitoração cardíaca e controlando os níveis de pressão arterial;

— 1 enfermeiro, preparando as medicações (segundo orientação terapêutica já estabelecida), atendendo às solicitações de material para procedimentos diversos, ajudando na monitorização cardíaca e, preparando-se, em tempo oportuno, para um cateterismo vesical (este procedimento deve ser feito de maneira eletiva, com rigor asséptico; se houver necessidade de uma pronta verificação das condições urinárias, a possibilidade de uma punção suprapúbica deve ser aventada);

— 1 técnico de enfermagem, como circulante, ajudando os diversos membros da equipe e procedendo aos encaminhamentos e solicitações pertinentes (é o elo entre a sala de atendimento e o meio externo).

Esquematicamente, a equipe se distribui da seguinte forma:

A. Cabeceira do paciente

O paciente pode ser ventilado com "ambu" e máscara (já conectado à fonte de oxigênio), pelo médico, ou pelo enfermeiro até a chegada daquele, enquanto se prepara e se apresenta o material para a intubação orotraqueal.

Todo o material a ser utilizado neste procedimento está disposto em uma mesa do tipo anestesia, ao lado esquerdo da cabeceira, da seguinte forma:

— *Sobre o tampo superior:* 2 jogos completos de laringoscópios (cabos mantidos com as pilhas e lâminas testadas a cada plantão) com a lâmina curva, de número 3, parcialmente articulada, cadarço de algodão (para a fixação da cânula), cânula de Guedel para adulto, "ambu" e máscara, 2 pares de luvas cirúrgicas, xylocaína geléia, xylocaína "spray", mandril e pinça Maguil, seringas de 10 e 20 cc;

— *Na gaveta:* Conjunto de cânulas para intubação (2 unidades de cada número), cânulas de Guedel de vários tamanhos, sondas para aspiração endotraqueal, pacotes de gazes, luvas cirúrgicas, conectores avulsos para as cânulas de intubação, sondas nasogástricas, lanterna tipo caneta, cadarço;

— *Sobre o tampo inferior:* Protetor facial e óculos de acrílico, "ambu" e máscara (reserva), frasco com água destilada para os umidificadores, frasco com água esterilizada para o nebulizador do respirador, 1 pacote de compressas cirúrgicas.

A régua para gases e aspiração deve estar montada segundo o esquema:

TOMADA QUÁDRUPLA DE PAREDE: com extensões para oxigênio e sistemas para aspiração (inclusive a sonda) montados (testados e prontos para uso).

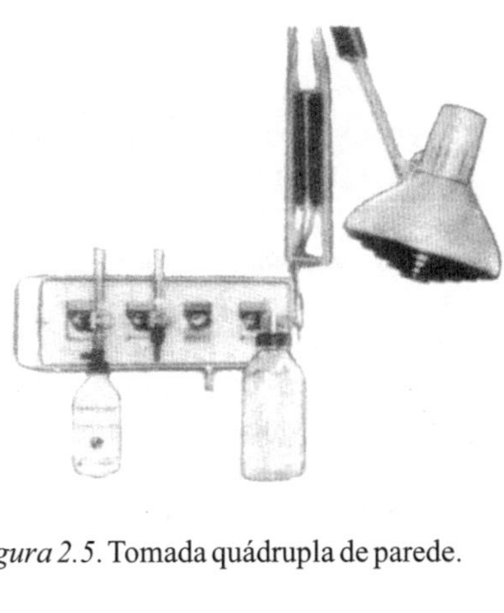

Figura 2.5. Tomada quádrupla de parede.

Ainda à cabeceira, de maneira lateralizada e à direita, estão o respirador e o desfibrilador/monitor cardíaco. O respirador é mantido com os acessórios, tendo a extremidade do circuito-paciente protegida com um "pulmo-test" e o nebulizador, sem água. Esta só será acrescentada pelo enfermeiro no momento da instalação (quando cessarem as manobras manuais de reanimação cardiopulmonar).

Enfermeiro e médico postados à cabeceira compartilham ações para proverem uma via aérea livre e uma ventilação pulmonar efetiva (manual, enquanto dura o processo de ressuscitação); alternam-se na ventilação e comandam as práticas de atendimento.

Logo após a intubação endotraqueal, o paciente recebe uma sonda nasogástrica, para a prevenção de vômitos e aspiração de material digestivo para os pulmões.

B. Tórax do paciente

O médico que se incumbe da massagem cardíaca externa ocupa o lado esquerdo da mesa de atendimento, na região do tórax. Acompanha o efeito da compressão sobre o esterno, na massagem, através do traçado registrado na tela do monitor cardíaco. Na indicação da desfibrilação, através de descarga elétrica, posicionará as pás condutoras, que lhe são apresentadas já com a pasta eletrolítica, e as acionará.

C. Membros superiores e abdome do paciente

Um enfermeiro localiza-se nessa área para as tarefas que acompanham o período de reanimação. O material que utilizará na primeira fase do atendimento está disposto nas mesas auxiliares ao lado do divã.

Na mesa proximal (em relação à cabeceira), estão:

— bandeja, com material para as punções venosas e para a fixação do dispositivo usado nas mesmas; aparelho de pressão, estetoscópio e antissépticos básicos.

Na mesa distal:

— tampo superior, livre (para receber material) e, no tampo inferior: material para dissecção de veias, para drenagem de tórax, para punção percutânea de veias, pacotes com campos cirúrgicos, pacotes com aventais cirúrgicos esterilizados, pacotes com compressas cirúrgicas.

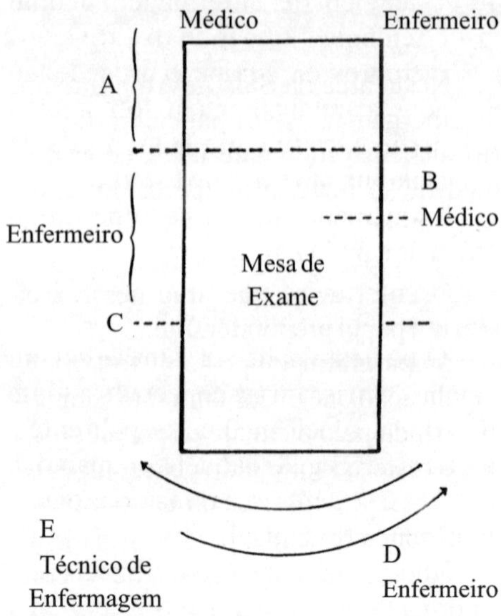

Figura 2.6

A. Cabeceira do paciente.
B. Tórax do paciente (massagem cardíaca).
C. Membros superiores e abdome do paciente.
D e E. Área de preparo de medicação e circulação.

Durante o atendimento, a mesa de Mayo é aproximada do enfermeiro desta área para receber soluções endovenosas (já preparadas com os equipos) e medicações parenterais. Este enfermeiro efetiva as prescrições médicas (sempre verbais) e as controla, repetindo-as a cada administração, em voz audível. Deve estar alerta a cada administração de droga, a fim de solicitar que seja interrompida momentaneamente a massagem cardíaca (compressão sobre o esterno), para que não haja obstáculo à entrada do medicamento na circulação (com a compressão do coração há ejeção do sangue às circulações sistêmica e pulmonar).

Cabe ainda ao enfermeiro que atende a área C, a ajuda em quaisquer procedimentos invasivos durante o atendimento.

D. e E. Área de preparo de medicação e circulação

Nesta área da Sala de Atendimento de Emergência, estão a bancada e o armário suspenso com material de consumo, medicação, material de apoio, impressos e alguns equipamentos (bomba de infusão, braçadeira, foco portátil).

O enfermeiro que atua nessa área tem um papel preponderante:

— preparar, em tempo hábil, toda a medicação que eventualmente será utilizada pelo paciente e fornecer todo o material solicitado pela equipe.

Sobre a bancada, para facilidade no trabalho são organizadas bandejas contendo:

Soro fisiológico	(1000 ml)
Soro glicosado	5% (250 ml)
Bicarbonato de sódio	3% (250 ml)
Bicarbonato de sódio	10% (250 ml)
Ampolas de Isoproterenol	
Ampolas de Adrenalina	
Ampolas de Atropina	
Ampolas de Gluconato de cálcio	10%
Frasco de Lidocaína (sem vasoconstritor)	2%
Seringas de 5 cc	
Agulhas hipodérmicas 40 x 12 (para aspiração do conteúdo das ampolas)	
Seringas	
Equipos (com macro e microgotejador)	
Etiquetas adesivas pré-identificadas (gluconato, atropina, adrenalina, isuprel, xylocaína).	

O enfermeiro prepara a medicação, colocando-a a seguir, devidamente identificada, sobre a mesa de Mayo. Tal medicação deve ser estabelecida segundo um protocolo que norteia, de preferência, todas as condutas assistenciais de emergência do hospital (é interessante que seja criada uma Comissão de Normas de Emergência, composta por médicos e enfermeiros de áreas de atendimento ao paciente crítico). À medida que a medicação é utilizada, é automaticamente reposta, podendo-se usar a mesma seringa, já devidamente identificada (salvo se for contaminada à manipulação).

Além do preparo da medicação e soluções, cabe ao enfermeiro desta área a aproximação de equipamentos, a instalação da terapêutica definitiva e o controle do tempo gasto no processo de reanimação cardiopulmonar. *Não despreza "os cascos" das medicações utilizadas, para posterior controle.*

À medida que se estabilizam as condutas e a assistência ao paciente passa a ser mais contínua, o enfermeiro inicia as anotações de enfermagem e já começa a se preocupar com a reposição da sala, bem como com a transferência do doente para outra área: Centro Cirúrgico, UTI, ou Sala para Repouso e Observação.

A transferência só acontecerá em condições de segurança, para o paciente, com o acompanhamento de parte da equipe que o assistiu.

É muito comum, durante o atendimento de emergência, terem sido solicitados profissionais de algumas especialidades médicas para ajudarem na avaliação do doente, nas tomadas de decisão e em alguns procedimentos e, quase sempre, também estes participam da transferência.

Quando o êxito no atendimento é letal, cabem à equipe de enfermagem os preparativos finais no cuidado ao corpo.

Uma limpeza terminal, acompanhada da pronta reorganização da Sala, a colocará em pouco tempo em condições de uso, o que é imprescindível para que não fuja aos seus objetivos.

Toda unidade de emergência deve ter algum material de reserva ou sobressalente para a reposição da sala: lâminas de laringoscópios, "ambu" e máscara, fluxômetros e vacuômetros, aspirador para rede de oxigênio, circuito-paciente para o respirador etc., para que os utilizados sofram processo de limpeza e desinfecção ou esterilização.

— *SALA DE REDUÇÃO DE FRATURAS E APLICAÇÃO DE GESSO:* para atendimento dos casos de traumatologia. Deve conter: mesa de exame, aparelho de pressão, estetoscópio, escada de dois degraus, negatoscópio (de seis corpos), pia com bancada e decantador, mesa auxiliar inoxidável, porta-saco ("hamper"), armário amplo (para o armazenamento de material para imobilizações), serra para gesso (pelo menos duas), tesouras de Lister, suporte de soro, banqueta.

— *SALA PARA PEQUENOS PROCEDIMENTOS CIRÚRGICOS:* (individual ou coletiva. Se coletiva, deve ser subdividida com divisórias leves e laváveis). Nesta sala, são realizadas pequenas cirurgias como suturas, dissecção de veias, drenagem de tórax etc. As cirurgias de portes médio e grande são encaminhadas ao Centro Cirúrgico.

Deve conter: mesa cirúrgica simples, aparelho de pressão, estetoscópio, foco de luz portátil, mesa auxiliar inoxidável, banqueta inoxidável (2 por mesa), porta-saco ("hamper"), suporte de soro, escada de dois degraus, lavabo com torneira sem o comando de mãos, armário suspenso, bancada com gavetas, negatoscópio (2 corpos), braçadeira, foco auxiliar, banho-maria, instalação para gases e vácuo (à cabeceira da mesa cirúrgica), suporte para duas bacias. O trabalho nessa área deve ser desenvolvido com rigor asséptico (técnica cirúrgica).

— *SALA PARA PROCEDIMENTOS CONTAMINADOS:* com mesa ginecológica simples, mesa auxiliar inoxidável, banqueta inoxidável (2), foco de luz auxiliar, porta-saco ("hamper"), suporte de soro, escada de dois degraus, lavabo, braçadeira, instalação para gases e vácuo.

A provisão do material de consumo desta sala acontece a cada uso da mesma, em quantidade mínima, para que não haja sobra. Se houver, a mesma deve ser desprezada ao final da utilização da sala, que sofrerá uma limpeza terminal. Todo o material utilizado na Sala para Procedimentos Contaminados será retirado daí em dupla embalagem, para os devidos encaminhamentos.

— *SALA PARA REPOUSO E OBSERVAÇÃO:* com leitos destinados a pacientes que aguardam confirmação diagnóstica ou passam por um período de tratamento específico, para posterior internação ou alta. Embora, muitas vezes, estes leitos adquiram o caráter de cuidados intensivos, devem ser preparados não como aqueles das Unidades de Terapia Intensiva.

Seus recursos devem ser tais que propiciem meios para cuidados especiais em períodos de tempo curtos e transitórios. *Um paciente com indicadores que o classificam como alvo de cuidados intensivos, precocemente deve deixar a área de emergência e ser internado em área de atendimento específico.*

Se o porte da unidade de emergência é grande, pode até contar com áreas destinadas a cuidados intensivos, com administração própria e instaladas segundo as exigências básicas, ligadas às unidades de internação. A permanência do paciente na UTI, sujeito a ações assistenciais sistematizadas, a uma vigilância constante e centro de atenções de uma equipe médica e de enfermagem nas 24 horas, faz da mesma uma unidade de internação com características próprias. Daí a necessidade de não estar filosófica e administrativamente vinculada à emergência, ainda que em área próxima ou contígua.

A dotação da Sala para Repouso e Observação com recursos materiais próprios de UTI tem criado unidades intermediárias que não atingem plenamente os propósitos daquela e que se tornam deficientes na assistência global ao paciente.

Deve conter: leitos do tipo recuperação anestésica, acompanhados de mesa de cabeceira, aparelho de pressão (1 por leito), estetoscópio (1 por leito), suporte de soro com rodízios (2 por leito), bomba de infusão (1 por leito), monitor cardíaco simples — monitorização da freqüência cardíaca, do ritmo e da morfologia do ECG — (1 por leito), respirador (1 para cada dois leitos), foco auxiliar, desfibrilador/cardioversor, reanimador manual (1 por leito), tábua para massagem cardíaca (2), escada de dois degraus (uma por leito), laringoscópio — com jogos completos de lâminas retas e curvas, mesa auxiliar inoxidável (uma para cada 3 leitos), negatoscópio de 2 corpos, régua de nível (2), porta-saco (quantos necessários), braçadeira, instalação para gases e vácuo (em cada leito), aspirador para oxigênio (1 por leito), suporte para duas bacias (2), cadeira de rodas, maca, cadeira higiênica, biombo de 3 faces, relógio de parede, umidificadores (nebulizadores e vaporizadores), armários suspensos e bancada para preparo de medicação, aparelho de ECG, ventilômetro, cadeira para acompanhante (uma por leito), refrigerador (tipo "Frigo-Bar"), banho-maria, termômetro de máxima e de mínima (álcool).

A Sala de Repouso e Observação, para crianças atende aos mesmos objetivos estabelecidos para a de adultos e deve ser adequada à faixa etária: berços e leitos infantis, aparelho de pressão com conjunto de manguitos infantis, estetoscópio infantil, laringoscópio infantil com lâminas retas, respirador infantil, balança infantil, além do material e equipamento comuns ao atendimento.

Os respiradores utilizados nesta Sala de Repouso e Observação podem ser de médio porte, destinados à ventilação mecânica de pacientes com ou sem patologia tóraco-pulmonar.

Os recursos desta área devem proporcionar atendimento global aos pacientes, mesmo nas paradas cardiorrespiratórias.

— *SALA DE ISOLAMENTO:* com leito, escada de dois degraus, aparelho de pressão, estetoscópio, suporte de soro, mesa auxiliar inoxidável, porta-saco, instalação para gases e vácuo, cadeira para acompanhante.

Deve ser provida de ante-sala com lavatório e pia com bancada.

— *SALA PARA EXAME CLÍNICO E TRATAMENTO:* onde pacientes podem ser submetidos a procedimentos especiais: endoscopia digestiva, hidratação, condutas terapêuticas não comuns, inalações, punções liquóricas, cardioversão etc. Deve conter: mesa de exame, instalação para gases e vácuo, porta-saco, suporte de soro, mesa auxiliar inoxidável, braçadeira, aparelho de pressão, estetoscópio, foco auxiliar, escada de dois degraus, armário suspenso e bancada para medicação.

— *SALA PARA GUARDA DE EQUIPAMENTO:* destinada ao armazenamento de material e equipamento que podem ser utilizados, eventualmente, na unidade de emergência, sendo comuns a mais de uma área, tais como: torpedo de oxigênio de 50lb (para transporte), incubadora, berço aquecido, oxímetros de pulso, bisturi elétrico pequeno, aspirador elétrico, balança infantil.

A unidade de emergência deve contar ainda com um equipamento geral, de grande utilização, sempre à disposição da equipe: cadeiras de rodas, macas comuns com grades, maca de transposição (com vários "leitos" de transferência), maca de transferência (mantida preparada para o encaminhamento de pacientes ao Centro Cirúrgico), aparelho móvel de Raio X. Especial atenção deve ser dada à manutenção e à higienização desse equipamento, para que atenda, com segurança, às necessidades dos pacientes. Uma inspeção regular dentro de um programa de manutenção preventiva é desejável, ao lado de uma limpeza concorrente a cada uso. A própria Sala de Higienização pode ser mobilizada, semanalmente, para a limpeza terminal desse equipamento.

É de suma importância que se tomem medidas práticas e simples em relação à planta física, equipamento e material, para que sejam evitados acidentes nas unidades de emergência:

— instalação hidráulica e extintores contra incêndios;
— sinalização clara e objetiva (sinais luminosos e gráficos);
— não uso de adaptadores elétricos improvisados, fios de extensão e tomadas múltiplas;
— interrupção do uso de qualquer equipamento que estiver superaquecendo, dando choque ou com defeito evidenciado pelo odor ou tato;
— reparo imediato de conectores de fios, chaves, botões de controle, luzes-piloto, medidores, tomadas de parede, vazamento de água ou gases, entupimentos de pias, sanitários, lavabos.

O funcionamento da unidade de emergência e o sucesso das práticas assistenciais nela desenvolvidas estão diretamente ligados, também, ao material de consumo, material geral e suprimentos disponíveis, adequados à demanda.

São materiais de consumo: algodão hidrófilo, agulhas hipodérmicas, algodão ortopédico, atadura de crepon, bisturis descartáveis, cânulas de entubação (com ou sem "cuff"), cânulas de traqueostomia (com ou sem "cuff"), cateteres (oxigênio, sondagem nasogástrica, sondagem vesical, dissecção de veias e artérias, punção percutânea de vasos, aspiração endotraqueal, diálise peritoneal etc.), coletores para urina, dispositivos para punção de veias e artérias, drenos, eletrodos para monitorização cardíaca, eletrodos para marca-passo, equipos de soro (com macrogotejador, com microgotejador, com bureta, para Pressão Venosa Central, para medicação fotorreagente, para transfusão de sangue e componentes, para diálise peritoneal etc.), fios para sutura, fitas adesivas (esparadrapo, micropore), lâmina para barbear, luvas cirúrgicas, luvas de procedimentos, seringas descartáveis, sondas retais, torneiras de 3 vias, "uripen", abaixador de língua, agulhas de punção (com mandril), agulha de Carpulle, alfinetes de gancho, chumaço de algodão, gaze, cadarço de algodão, "cotonete", cânula de Guedel, escova cirúrgica, fraldas geriátricas e infantis, gorro cirúrgico, máscara facial cirúrgica, medicamentos, papel para ECG, soluções antissépticas, sonda naso-enteral, sonda com balão esofágico ("Sangstaken Blackmore"), sabonete, saco para lixo, lençol de papel, colar cervical, fitas reagentes (labstix, dextrostix, glicofita etc.), absorventes higiênicos, frascos a vácuo etc.

São materiais gerais: almofariz, almotolias, aparelho para barbear, bolsa para água quente, bolsa para gelo, cálices graduados (vários tamanhos), carro para transporte de material, fita métrica, lanterna, martelo de reflexos, termômetro, vibrador, avental de chumbo, impressos, recipientes para desinfecção de material etc.

São suprimentos: (material proveniente de outras áreas do hospital, sujeito à manipulação e preparo): aventais cirúrgicos, aventais para isolamento, bacias inoxidáveis, bandejas inoxidáveis, campos cirúrgicos, comadres, compressas cirúrgicas, cubas riniformes, extensões tubulares de látex, irrigador, jarro, papagaio, roupa de cama e banho, roupa para pacientes, instrumental cirúrgico, algodão hidrófilo e algodão ortopédico esterilizados.

Referências Bibliográficas

1. BELL-KOTWALL, L. Nurse's perceptions of their roles and functions in the emergency room. *AARN News Lett*, v. 45, nº 9, p. 19-20, 1989.
2. CAVANAGH, S. J. Job satisfaction of nursing staff Working in hospitals. *J. Adv. Nurs., v.* 17, nº 6, p. 704-11, 1992.
3. DENTE-CASSIDY, A. M. Predictions for Critical Care Nursing. *Nursing,* v. 22, nº 5, p. 43-5, 1992.
4. FADALE, J. Emergency services, emergency nursing, and the consumer. *J. Emerg. Nurs.,* v. 16, nº 5, p. 310-1, 1990.
5. GOMES, A. M. *Enfermagem na unidade de terapia intensiva.* 2ª ed., São Paulo, E.P.U., 1988.
6. GRAY, R. Accident and emergency service. Priorities of care. *Nurs. Stand.,* v. 4, nº 27, p. 52-4, 1990.
7. HOLLOWAY, N. M. Emergency aspects of critical care. Igniting a passion for nursing diagnosis — part I. *Crit. Care Nurse,* v. 10, nº 3, p. 13-5, 1990.
8. HANSON, C.; STRAWSER, D. Family presence during cardiopulmonary resuscitation: Foote Hospital emergency deparment's nine-year perspective. *J. Emerg. Nurs.,* v. 18, nº 2, p. 104-6, 1992.
9. JACOBSON, E. New Hospital. How to protect yourself. *Am. J. Nurs.,* v. 90, nº 2, p. 36-41, 1990.
10. Hospital Hazards. How to protect yourself. *Am. J. Nurs.,* v. 90, nº 4, p. 48-53, 1990.
11. LEWIS, K. E.; WOODSIDE, R. E. Patient satisfaction with care in the emergency department. *J. Adv. Nurs.,* v. 17, nº 8, p. 959-64, 1992.
12. NATIONAL BLOOD RESOURCE EDUCATION. Program's Nursing Education Working Group. Choosing Blood Components and Equipment. *Am. J. Nurs.,* v. 91, nº 6, p. 42-6, 1991.
13. BRASIL. Ministério da Saúde. Secretaria Nacional de Ações Básicas de Saúde. Divisão Nacional de Organização de Serviços de Saúde. *Normas e padrões de construções e instalações de serviços de saúde.* 2ª ed./Brasília, Centro de Documentação, 1987.
14. PEREIRA, P. R.; GOMES, A. M. Relatório do Grupo de Estudo da Emergência do Hospital Universitário da Universidade de São Paulo, 1987. Mimeografado.
15. ROBINSON, K. Development of the ENA Nacional Standard Guidelines for Prehospital Nursing Curriculum. *J. Emerg. Nurs.,* v. 18, nº 1, p. 48-3, 1992.
16. ROSENBERG, L. A qualitative investigation of the use of humor by emergency personnel as a strategy for coping with stress. *J. Emerg. Nurs.,* v. 17, nº 4, p. 197-202, 1991.
17. SMITH, R. J. A look at our new emergency department: Southwest Florida Regional Medical Center, Fort Myers, Florida. *J. Emerg. Nurs.,* v. 18, nº 2, p. 36A-9A, 1992.
18. STIESMEYER, J. K. What triggers a ventilator alarm? *Am. J. Nurs.,* v. 91, n. 10, p. 60-4, 1991.
19. BRASIL, Ministério da Saúde. Secretaria Nacional de Ações Básicas de Saúde. Divisão Nacional de Organização de Serviços de Saúde. *Terminologia básica em saúde.* 2ª ed., Brasília, Centro de Documentação, 1987.
20. MINISTÉRIO DA SAÚDE. Secretaria de Assistência à Saúde. Departamento de Normas Técnicas: *Normas para Projetos Físicos de Estabelecimentos Assistenciais de Saúde*, 140 p., 1995.

Capítulo 3

Planejamento da Assistência de Enfermagem

O planejamento da assistência de enfermagem a pacientes da Unidade de Emergência é de responsabilidade exclusiva do enfermeiro, e baseia-se no atendimento às suas necessidades, que tendem a sofrer variações em curtos intervalos de tempo. Apóia-se na avaliação do paciente, a qual deve se desenvolver por meio de uma abordagem organizada e sistematizada para levantar os dados essenciais.

Nesse planejamento, deve existir, de maneira clara, um objetivo terapêutico central, pois as ações a serem concretizadas estão completamente ligadas à atenção médica dispensada ao paciente.

De uma forma geral, o planejamento da assistência pretende assegurar: o atendimento de enfermagem, a coordenação, a continuidade, a avaliação e a orientação das práticas desenvolvidas pela equipe. Espera-se sempre que o planejamento atinja os propósitos terapêuticos e que seja flexível, proporcionando a interação entre os serviços da unidade.

Um planejamento da assistência, dirigido para as reais necessidades do paciente, retrata a habilidade de análise e tomada de decisão do enfermeiro (capacidade de observar, relatar e interpretar os sinais e sintomas e de avaliar e organizar esforços para garantir o resultado desejado).

Estarão sujeitos ao planejamento da assistência de enfermagem os pacientes admitidos em leitos da Sala de Repouso e Observação e Isolamento.

Dele fazem parte: um sucinto histórico (roteiro sistematizado a ser preenchido pelo enfermeiro para levantamento de dados); uma evolução (registro feito pelo enfermeiro após a avaliação do paciente, com informações sobre problemas identificados e que serão alvo de atenção) e uma prescrição (condutas estabelecidas para a assistência individualizada e contínua do paciente).

HISTÓRICO DE ENFERMAGEM

I. Identificação

NOME: **REGISTRO:**

IDADE: **LEITO:** **DATA:**

II. Exame Físico

SINAIS VITAIS: T: ______ P: ______ R: ______ PA: ______ x ______

AVALIAÇÃO NEUROLÓGICA:

'SCORE' ESCALA GLASCOW

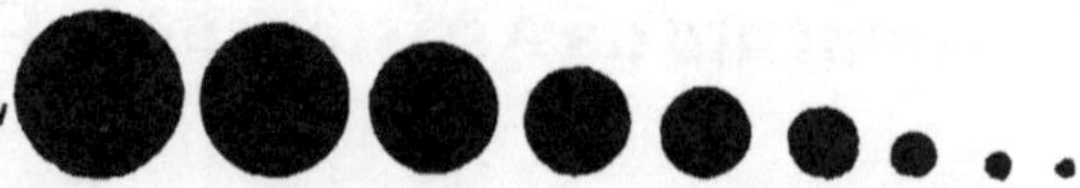

9 8 7 6 5 4 3 2 1

ABERTURA OLHOS	RESPOSTA MOTORA	RESPOSTA VERBAL	PUPILAS
4 ☐ ESPONTANEAMENTE	6 ☐ OBEDECE COMANDO	5 ☐ ORIENTADO	DIÂMETRO D ______
3 ☐ SOB COMANDO	5 ☐ LOCALIZA DOR	4 ☐ DESORIENTADO	REAGE ☐ NÃO REAGE ☐
2 ☐ À DOR	4 ☐ RETRAI-SE	3 ☐ PALAVRAS INAPROPRIADAS	DIÂMETRO E ______
1 ☐ NÃO RESPONDE	3 ☐ DECORTICAÇÃO	2 ☐ PALAVRAS INCOMPREENSÍVEIS	REAGE ☐ NÃO REAGE ☐
	2 ☐ DESCEREBRAÇÃO	1 ☐ NÃO RESPONDE	
	1 ☐ NÃO RESPONDE		

OBSERVAÇÃO: ______

VIAS AÉREAS

VENTILAÇÃO
☐ ESPONTÂNEA
☐ CÂNULA ENDOTRAQUEAL
☐ TRAQUEOSTOMIA
☐ MÁSCARA FACIAL
☐ OXIGÊNIO ___ l

RESPIRAÇÃO
☐ ESPONTÂNEA
☐ MECÂNICA
☐ ASSISTIDA
☐ CONTROLADA

FUMANTE: ☐ SIM ☐ NÃO

AUSCULTA PULMONAR

D	E	
		LIMPO
		RONCOS
		SIBILOS
		VENTILAÇÃO DIMINUÍDA
		VENTILAÇÃO AUSENTE

OBSERVAÇÃO: ______

CORAÇÃO/TÓRAX:

MONITORIZAÇÃO: ☐ RITMO NORMAL (SINUSAL) ☐ OUTRO: ______

PULSO PALPÁVEL: ☐ REGULAR ☐ IRREGULAR

LESÃO TORÁCICA: ☐ NÃO ☐ SIM ______

OBSERVAÇÃO: ______

Modelo de impresso para registro dos dados encontrados no Histórico de Enfermagem. (Modelo. 1)

PELE

☐ FRIA
☐ MORNA
☐ QUENTE

☐ ÚMIDA
☐ SUDORÉTICA
☐ SECA

☐ RÓSEA
☐ CORADA
☐ PÁLIDA
☐ CIANÓTICA

☐ TURGOR CONSERVADO
☐ TURGOR PASTOSO
☐ EDEMA

OBSERVAÇÃO: ____________________

ABDOME

RUÍDO
☐ PRESENTE
☐ DIMINUÍDO
☐ AUMENTADO
☐ AUSENTE

APRESENTAÇÃO
☐ FLÁCIDO
☐ DISTENDIDO
☐ RÍGIDO
☐ GLOBOSO

☐ NÁUSEA
☐ VÔMITO
☐ EVACUAÇÃO

DOR: ☐ NÃO ☐ SIM ______
LESÕES: ☐ NÃO ☐ SIM ______

OBSERVAÇÃO: ____________________

GENITAIS/VIAS URINÁRIAS

GENITAL
SANGRAMENTO: ☐ NÃO ☐ SIM
LESÕES: ☐ NÃO ☐ SIM

VIAS URINÁRIAS
HEMATÚRIA: ☐ NÃO ☐ SIM
INCONTINÊNCIA: ☐ NÃO ☐ SIM
SONDA VESICAL: ☐ NÃO ☐ SIM Nº ______

OBSERVAÇÃO: ____________________

III. Sondas e Cateteres

☐ INTUBAÇÃO ENDOTRAQUEAL Nº CÂNULA ______
☐ CATETER VENOSO CENTRAL Nº CATETER ______
☐ VEIA PERIFÉRICA PUNCIONADA TIPO DO DISPOSITIVO ______ CALIBRE ______
LOCAL ______
☐ DRENO TORÁCICO DIREITO ☐ Nº ______ ESQUERDO ☐ Nº ______
☐ SONDA FOLEY ☐ Nº ______
☐ SONDA NASOGÁSTRICA ☐ Nº ______
☐ SONDA NASO-ENTERAL
☐ CATETER ARTERIAL ☐ Nº ______ TIPO ______
OUTRO ______

OBSERVAÇÃO: ____________________

IV. Outras Informações
ALERGIAS ______
USO DE MEDICAMENTOS ______
DOENÇAS CRÔNICAS ______

ENFERMEIRO-COREN

Modelo de impresso para registro dos dados encontrados no Histórico de Enfermagem. (Modelo. 1)

3.1. Histórico. Evolução e Prescrição de Enfermagem

3.1.1. Histórico de enfermagem

Deve ajudar na identificação dos problemas a serem abordados nas intervenções de enfermagem, segundo uma escala de prioridades.

3.1.2. Evolução de enfermagem

Registrada na folha de Evolução e Prescrição de Enfermagem (Modelo 2), pelo menos a cada período de 6 horas; pode ser refeita na vigência de alterações no estado do paciente. É um resumo das suas condições gerais, com a relação dos problemas a serem atendidos numa primeira intervenção. Subsidia a elaboração da prescrição de enfermagem. Baseia-se, também, nas evolução e prescrição médicas.

3.1.3. Prescrição de enfermagem (planejamento de cuidados)

Feita na folha de Evolução e Prescrição de Enfermagem (Modelo 2), pelo enfermeiro, pelo menos a cada seis horas, usando-se um sinal gráfico convencional • ou * na determinação dos cuidados que dão seqüência à evolução. A folha cobre um período de 12 horas.

É alterada quando há qualquer intercorrência, precedida de uma evolução de enfermagem. Os cuidados prescritos são checados quando executados e, em algumas colunas, registram-se os dados encontrados.

Algumas observações são escritas no espaço destinado a *Anotações,* de tal maneira que não se repitam informações já fornecidas pela própria execução da prescrição de enfermagem.

São itens a serem considerados na prescrição:

— Sinais vitais;
— Líquidos administrados e eliminados (volume);
— Cuidados gerais (higiene, aspiração endotraqueal, ordenha de extensões de drenos, mudança de decúbito, movimentação etc.);
— Tratamentos;
— Orientações;
— Sinais e sintomas;
— Observação e controle das condições do respirador;
— Registro de exames laboratoriais/radiológicos/cardiológicos (que podem ser codificados).

Os aspectos específicos da prescrição de enfermagem, que exigem uma atenção redobrada, são anotados no espaço destinado a *Recomendações especiais* (exemplo: não mobilizar o paciente durante 3 horas).

As colunas vazias da folha (sem impressão gráfica) destinam-se a cuidados relativos às necessidades básicas do paciente, consideradas suas condições gerais.

No verso da folha de Evolução e Prescrição de Enfermagem (Modelo 2-verso), encontram-se espaços para informações complementares, que visam à própria segurança do paciente e seus familiares no atendimento de emergência.

O planejamento da assistência de enfermagem é a garantia de um atendimento individualizado dispensado ao paciente e contribui para que ele esteja cercado de segurança durante sua per-

EVOLUÇÃO E PRESCRIÇÃO DE ENFERMAGEM

Nome: ______

Leito: ______ Registro: ______ Data: ______

EVOLUÇÃO: ______

ANOTAÇÕES: ______

RECOMENDAÇÕES ESPECIAIS: ______

EGG ☐ HORA: ______

CONTROLE RESPIRADOR

Item / Hora					
Aparelho					
v. corrente					
FiO_2					
FR					
P. Inspiratória					
PEEP					
Volume "CUFF"					

SINAIS VITAIS							LÍQUIDOS: ENTRADA					LÍQUIDOS: SAÍDA					CUIDADOS						
HORA	T	R	P	PA	PVC		Soros		Sangue e derivados			Dreno torácico		Urina	Sonda gástrica								

RADIOGRAFIAS

Área	Hora

EXAMES LABORATORIAIS

Tipo	Hora

FOLHA DE EVOLUÇÃO E PRESCRIÇÃO DE ENFERMAGEM (*VERSO*)

INFORMAÇÕES COMPLEMENTARES

1. NOTIFICAÇÕES:
FAMÍLIA ☐ NÃO ☐ SIM ______
S. SOCIAL ☐ NÃO ☐ SIM ______
AUTORIDADE POLICIAL ☐ NÃO ☐ SIM ______

2. TRANSFERÊNCIA:
UTI ☐ ______ HORA ______ UNIDADE INTERNAÇÃO ☐ ______ HORA ______
OUTRA INSTITUIÇÃO ☐ ______ HORA ☐ ______
AMBULÂNCIA ☐ TRANSPORTE AÉREO ☐ OUTRO ☐ ______
ACOMPANHADO DE: MÉDICO ☐ ENFERMEIRO ☐ OUTRO ☐ ______
FAMILIAR ☐ OUTRO ☐ ______

3. ÓBITO:
HORA ______ FAMÍLIA AVISADA ☐ NÃO ☐ SIM
CAUSA: BEM DEFINIDA ☐ MAL DEFINIDA ☐ CONSTATADO POR: ______
DESTINO: IML ☐ VELÓRIO ☐ NECRÓPSIA ☐
ATESTADO ASSINADO POR: ______ CREMESP ______

4. DOAÇÃO DE ÓRGÃOS: ☐ NÃO ☐ SIM ÓRGÃO(S): ______

5. VALORES:
☐ PRÓTESE DENTÁRIA ☐ JÓIAS ______
☐ APARELHO AUDITIVO
☐ DOCUMENTOS ______ ☐ ROUPAS ______
☐ CARTEIRA
☐ TALÃO DE CHEQUES ______ ☐ DINHEIRO ______
☐ CARTÃO DE CRÉDITO ______

ENTREGUES A: PACIENTE ☐ FAMILIAR ☐ ______
SERVIÇO SOCIAL ☐ PRÓPRIO HOSPITAL ☐

6. ALTA: HORA ______

______
ENFERMEIRO

manência na unidade: pelo menos um membro da equipe é responsável por ele; deve executar o plano e estar vigilante às suas reações.

Para que os propósitos da assistência, contudo, sejam atingidos, o paciente deve ser alvo de atenção e ser conhecido por toda a equipe, que estará atenta às suas necessidades.

Em todo o período de trabalho, os profissionais desenvolverão atitudes que denotam a responsabilidade sobre a manutenção da integridade física e emocional do paciente. *Todos*, à medida que desempenham suas funções (planejadas e delegadas), devem estar atentos a eventuais ocorrências desagradáveis e tomar algumas medidas quando identificadas.

Ocorrências Desagradáveis e Primeiras Intervenções para Saná-las

Intercorrência	*Intervenção*
1. Equipos desconectados de cateteres venosos ou arteriais	— Ajuda de outro membro da equipe/proteção do cateter com seringa. — "Lavagem" do cateter com solução fisiológica (5 ml). — Troca do(s) equipo(s) e/ou torneira de 3 vias. — Avaliação da perda sangüínea.
2. Extensão desconectada de dreno torácico	— Pinçamento do dreno (mesmo que manualmente)/ ajuda de outro membro da equipe. — Troca do sistema de drenagem/mensuração do volume drenado. — Ausculta pulmonar/chamada do médico de plantão.
3. Alteração nas condições ventilatórias mecânicas ("Briga" com o aparelho, hipoventilação, taquicardia, aumento da freqüência respiratória, ciclos respiratórios inadequados etc.)	— Checar: rede de gases, volume de ar no "cuff", posição da cânula endotraqueal, presença de secreção em vias aéreas. Circuito-paciente (presença de água condensada obstruindo a tubulação, acotovelamento, vazamento de ar por desconexão em alguma junção), defeitos no aparelho. — Aspirar secreções e ventilar manualmente o paciente com o "ambu" previamente conectado à rede de oxigênio. — Solicitar o médico de plantão.
4. Agitação psicomotora repentina	— Checar condições ventilatórias (mecânica ou espontânea). — Verificar o funcionamento de sondas, drenos, extensões, dispositivo masculino para coleta de urina (risco de ferimento e garroteamento na área de fixação). — Controlar eventuais restrições feitas para conter o paciente no leito (risco de garroteamento e ferimento). — Verificar sinais vitais/conversar com o paciente. — Controlar e checar a velocidade de infusão de drogas (gotejamento). — Solicitar o médico de plantão.

Intercorrência	*Intervenção*
5. Volumes inadequados de: urina (em pacientes sondados); liquídos drenados (em pacientes com dreno de tórax ou outros drenos tubulares); material gástrico (em pacientes com sonda nasogástrica)	— Observar as condições dos drenos, sondas e extensões (podem estar dobrados, acotovelados ou pressionados). — Comunicar o médico de plantão, se for o caso.
6. Alarmes de aparelhos acionados	— Não desligar o alarme sem verificar o que o fez soar. — Checar a função do aparelho e sua eficácia. — Corrigir a causa do alarme. — Permanecer alguns minutos ao lado do paciente após a reorganização do sistema.
7. Alterações significativas do traçado eletrocardiográfico (tela do monitor) ou soar de alarme	— Checar os eletrodos e trocar os que estiverem descolados ou molhados. — Checar os cabos de monitorização: conectores e fios. — Chamar o médico de plantão. — Fazer um registro do traçado eletrocardiográfico.
8. Alterações de aspecto (cor, odor, consistência) em líquidos drenados	— Observar condições do sistema de drenagem. — Observar o uso de medicamentos que podem causar alterações. — Comunicar o médico de plantão.
Atenção: Identificar claramente todas as drogas e soluções administradas ao paciente.	

A presença do acompanhante junto ao paciente é um recurso que a equipe pode utilizar na prevenção de intercorrências desagradáveis. Um acompanhante bem orientado desenvolve o papel de vigilante e colaborador junto à equipe de enfermagem, minimizando os riscos para o paciente.

3.2. Avaliação do Paciente Crítico que Chega à Unidade

À chegada do paciente na unidade de emergência, o enfermeiro deve proceder a uma rápida avaliação geral para definir os primeiros cuidados que lhe serão dispensados. O paciente crítico é, nesta fase, alvo de ações conjugadas dos diferentes profissionais que atuam na emergência, na busca de um plano terapêutico.

O enfermeiro atua no sentido de estabelecer os recursos a serem dirigidos para as necessidades do paciente, identificando suas deficiências orgânicas por meio do levantamento de alguns dados específicos. Tem a preocupação de conhecer as razões que levaram o paciente a procurar a unidade e de reconhecer sinais que evidenciam a necessidade da implementação de uma ação terapêutica objetiva.

Nesse tempo de avaliação, o enfermeiro já define que tipo de atuação terá na assistência imediata: um efeti-

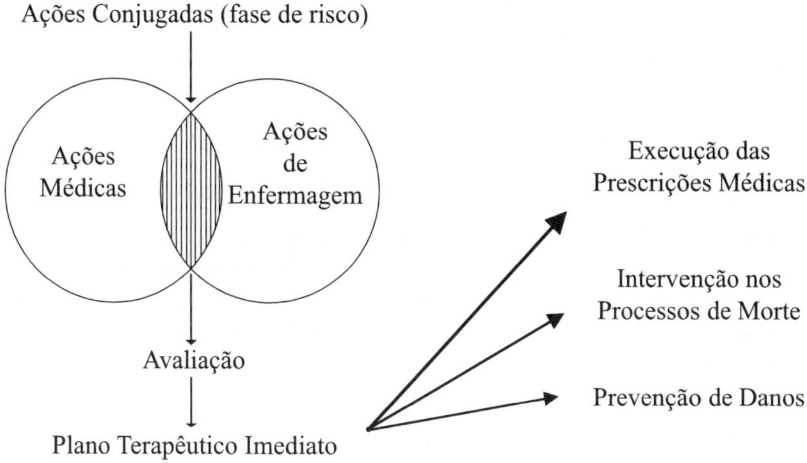

Figura 3.1

vador ou executor das prescrições médicas (exemplo: instalar um cateter de oxigênio; administrar uma medicação); um interventor em processos que podem levar o paciente à morte (exemplo: ventilar o paciente com máscara e "ambu"; fazer massagem cardíaca externa); ou um agente de prevenção de complicações e danos (exemplo: proporcionar recursos adequados para o atendimento).

É importante ressaltar que, no primeiro atendimento ao paciente crítico, há uma expectativa de que as prescrições médicas sejam operacionalizadas em tempo hábil e que o enfermeiro contribua efetivamente para a elucidação diagnóstica.

A avaliação do enfermeiro deve ser sistematizada e abrangente, para direcionar o atendimento inicial. Pode seguir um protocolo simples e objetivo:

Respiração

— característica: simetria; amplitude.
— tipo: abdominal; toracoabdominal; torácica.
— ritmo: regular; irregular.
— movimentos anômalos: tiragem; batimento de asa de nariz; cornagem.

Circulação

— pulsos: presentes; ausentes ou diminuídos; ritmo e volume.

A pressão arterial sistólica pode ser estimada pela presença de pulso. Se é percebido o pulso radial, estima-se uma pressão de aproximadamente 80 mm Hg; se o pulso femoral é perceptível, uma pressão em torno de 70 mm Hg e, quando só é palpável o pulso carotídeo, uma pressão de 60 mm Hg.

— perfusão periférica: enchimento capilar (normal ou anormal).
— sangramento.

Nível de consciência
— abertura dos olhos: espontânea; com estímulo verbal ou doloroso; sem resposta;
— pupilas: simetria e reação à luz.
— resposta verbal: orientação auto e alopsíquica; uso de palavras impróprias; emissão de sons; sem resposta;
— resposta motora: obedece a comando verbal; localiza a dor; reage de maneira inespecífica; reage em decorticação, em descerebração; sem reação.

Abdome
— forma: globoso ou plano;
— tensão: distendido; tenso ou flácido;
— sensibilidade dolorosa: presente ou não.

Revestimento cutâneo-mucoso
— integridade: nódulos; tumores; pústulas etc.;
— coloração: icterícia; palidez; cianose etc.;
— turgor: conservado; pastoso; aumentado (edema);
— umidade: seco; úmido; sudorético.

Extremidades
— motricidade: presente; ausente; diminuída; parcial; total;
— sensibilidade: presente (parcial ou total); ausente;
— anormalidade: deformidades; fraturas.

Com esta avaliação sucinta e feita num pequeno intervalo de tempo, o enfermeiro pode encaminhar o paciente para a área de atendimento que melhor o assista:

- Sala de 1º atendimento;
- Sala de atendimento de emergência;
- Sala para procedimentos cirúrgicos; ou
- Sala para redução de fraturas.

Capítulo 4

Parada Cardiorrespiratória

4.1. Conceito

"Cessação súbita do batimento cardíaco efetivo, que representa a função normal do coração como bomba. Resulta em inadequado aporte de sangue oxigenado aos órgãos vitais."

4.2. Causas da Parada Cardiorrespiratória

a) Causas respiratórias
— obstrução das vias aéreas superiores;
— falência respiratória;
— maciça aspiração ou regurgitação.

b) Circulatórias
— oclusão coronariana;
— arritmias;
— episódios trombo-embólicos;
— estimulação vagal em pacientes hipóxicos;
— sepsis.

c) Distúrbios metabólicos
— hipercalemia (hiperpotassemia) secundária à falência renal ou maciça transfusão de sangue;
— desequilíbrio eletrolítico;
— hipocalcemia;
— alterações dó pH (acidose ou alcalose).

d) Drogas e anestésicos
— administração rápida de drogas por via endovenosa;
— dose excessiva de anestésicos;
— reações de sensibilização;

4.3. Sinais e Sintomas

— perda de consciência;
— cessação da respiração;
— desaparecimento de evidências de contração cardíaca (ausência de pulsos de grandes artérias);
— midríase (com início a 30 — 45 segundos após a parada cardiorrespiratória).

O atendimento ao paciente precisa ser rápido e caracterizado por ações eficazes, que consistem em: pronto diagnóstico; estabelecimento de uma via para ventilação e oxigenação; estabelecimento de circulação; estabelecimento de uma terapia de restauração da função cardíaca (medidas farmacológicas).

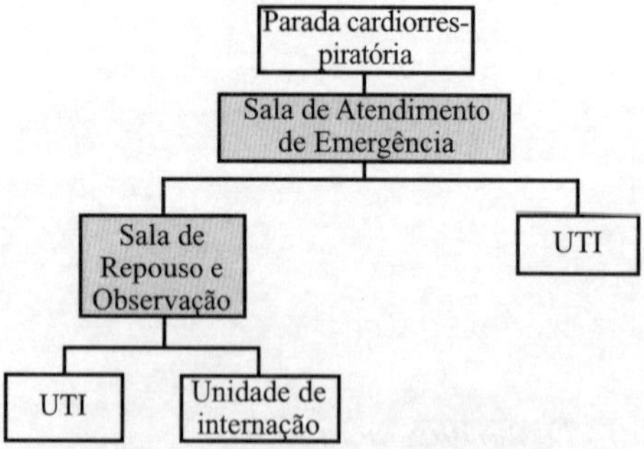

4.4. Atendimento na Unidade

Duas áreas da unidade facilitam a assistência ao paciente em parada cardiorrespiratória e devem ser utilizadas para esse fim: a Sala de Atendimento de Emergência e a Sala de Repouso e Observação.

O objetivo no atendimento é reduzir ao máximo a duração da parada cardiorrespiratória, para atenuar os danos produzidos pela estagnação sangüínea e a conseqüente baixa oxigenação dos tecidos. Na parada cardíaca, não há circulação de oxigênio e este, que não é "estocado" nos órgãos vitais, é rapidamente consumido.

O atendimento na Sala de Emergência abrange a recuperação cardíaca propriamente dita, com a utilização dos recursos disponíveis. Identificada a parada cardíaca, inicia-se o processo de reanimação: rápido golpear do precórdio, com o punho fechado (paciente em decúbito dorsal horizontal), e manobras que visam à manutenção das vias aéreas livres, o restabelecimento da respiração e da circulação e a administração de drogas.

A hiperextensão do pescoço e o deslocamento da mandíbula para frente aliviam a obstrução das vias aéreas, ocasionada pela perda do tono muscular da língua, do palato mole e da epiglote na parada cardíaca (não deve ser praticada em pacientes com traumatismo craniencefálico ou de coluna).

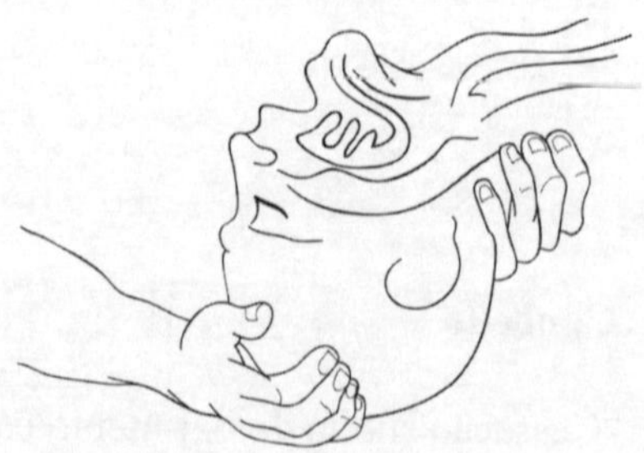

Figura 4.1.a: Posição da cabeça

Ventilação pulmonar e compressão cardíaca são iniciadas. Numa primeira fase, a ventilação é feita através de uma máscara acoplada a um "ambu", com oferta de oxigênio a 100% (15 l/min.)

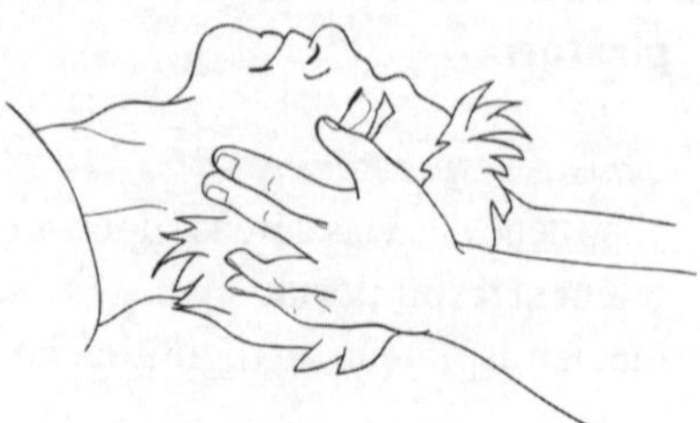

Figura 4.1.b: Posição da cabeça

A traquéia deve ser intubada logo que possível. Se houver vômito, deve ser removido da boca através de aspiração ou com o auxílio de gazes. Uma adequada ventilação, geralmente utiliza um volume de ar de 800 a 1200 ml.

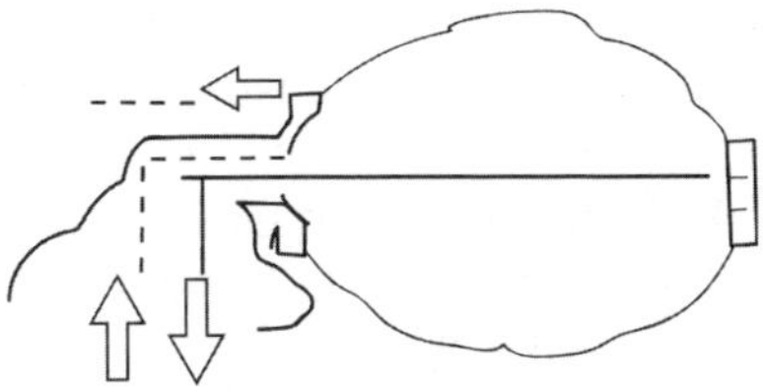

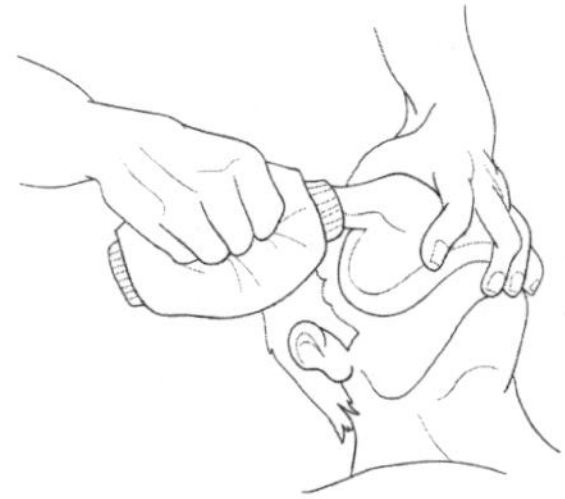

Figura 4.2: Ventilação com o "ambu".

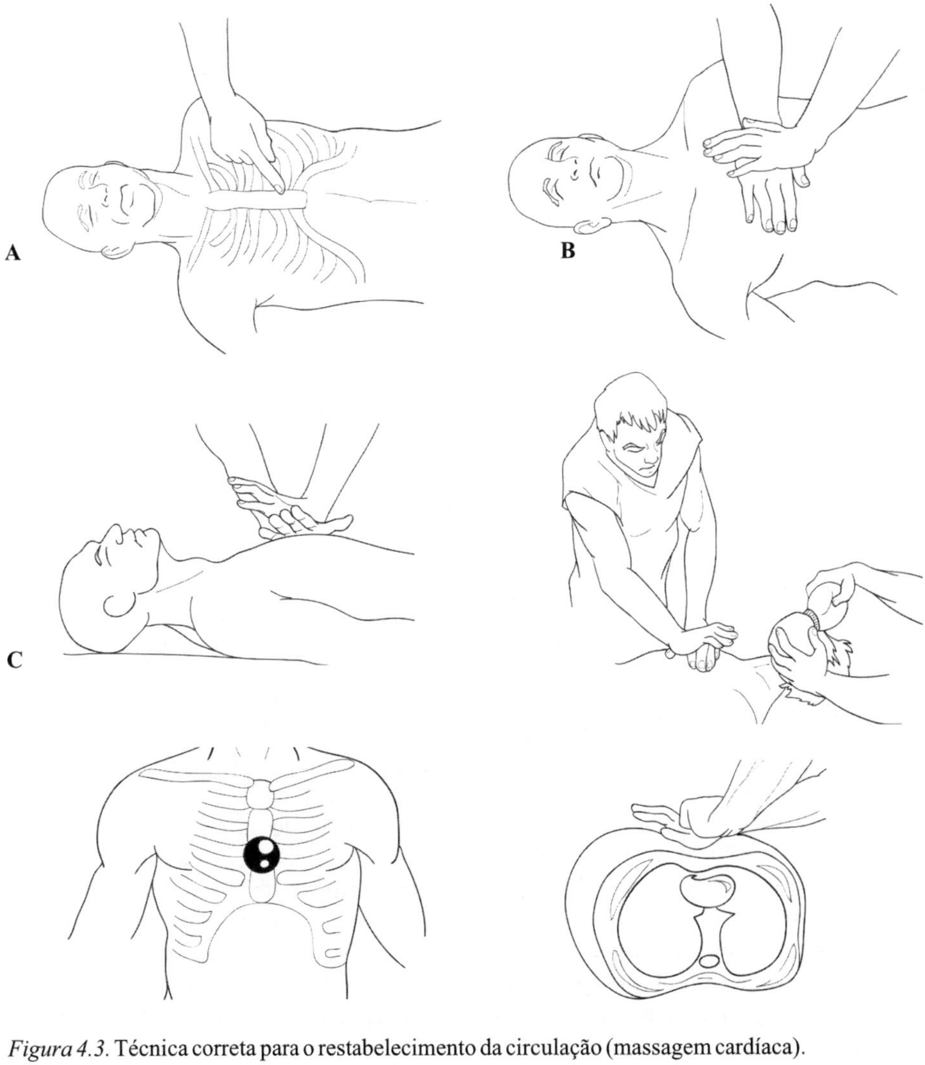

Figura 4.3. Técnica correta para o restabelecimento da circulação (massagem cardíaca).

A compressão cardíaca (coração comprimido entre o esterno e a coluna vertebral) deve ser rápida, deprimindo o esterno em cerca de 4 a 5 cm, numa freqüência de 60 a 70 vezes por minuto, para que produza um fluxo sangüíneo satisfatório.

É importante assegurar uma técnica correta na massagem cardíaca para evitar complicações como fratura de costelas, do esterno e lacerações de órgãos.

A técnica da compressão externa do tórax consiste de uma aplicação seriada e rítmica de pressão sobre a metade inferior do esterno. O sangue que circula para os pulmões, em conseqüência da compressão, recebe oxigênio suficiente para a manutenção da vida quando há uma ventilação eficaz.

A relação compressão-ventilação é 5:1, com uma pausa de 1 a 1½ segundos para a ventilação. Compressão torácica e ventilação podem também ser usadas simultaneamente (é a técnica da hiperventilação, recomendada na correção da acidose respiratória aguda, pela remoção do dióxido de carbono).

A massagem é efetiva quando o fluxo sangüíneo ejetado do coração atinge os sistemas circulatórios (sistêmico e pulmonar). Aparecem, então, os pulsos carotídeos e femorais, há contração das pupilas e, espontaneamente, se restabelecem os reflexos.

O estabelecimento de uma via endovenosa é necessária, pois a administração de drogas e fluidos é essencial no processo de reanimação. Uma veia nos membros superiores pode ser utilizada; se for inacessível, uma dissecção pode ser indicada, *preferencialmente em área que não interrompa a massagem cardíaca para o procedimento* (é desaconselhável, nesta fase, a punção percutânea de subclávia ou jugular interna).

As drogas utilizadas no processo de reanimação visam:

— correção da hipóxia;
— correção da acidose metabólica;
— aumento da perfusão durante a compressão torácica;
— estímulo da contração miocárdica;
— aceleração do ritmo cardíaco;
— supressão das atividades ventriculares ectópicas.

São elas:

I — Oxigênio

Em pacientes com hipoxemia, a administração de oxigênio (previamente umidificado) aumenta a tensão do gás arterial, aumenta o conteúdo arterial e implementa a oxigenação dos tecidos.

II — Bicarbonato de sódio

Durante a parada cardiorrespiratória, a hipóxia induz o metabolismo anaeróbico que produz ácido lático e, então, uma acidose metabólica. Ao mesmo tempo, a falência ventilatória ocasiona a retenção de dióxido de carbono e, conseqüentemente, uma acidose respiratória. Uma pronta e eficiente ventilação pulmonar é necessária para a excreção do dióxido de carbono, bem como para a oxigenação. A persistência de uma ventilação insuficiente é apontada como um fator de aparecimento de uma acidose refratária durante a parada cardíaca.

No combate à acidose metabólica, é usado o bicarbonato de sódio, que provoca uma reação ácido-básica (o íon HCO_3^- combina com o íon H^+ no sangue e eleva o seu pH):

$$HCO_3^- + H^+ \rightleftarrows H_2CO_3 \rightleftarrows CO_2 + H_2O$$

O dióxido de carbono é produzido na reação, enfatizando a necessidade de uma adequada ventilação alveolar durante a reanimação.

• *Dosagem:*

1 mEq/Kg de bicarbonato de sódio, como dose inicial (50 ml de uma solução a 8,4% = 50 mEq).

Se o período de parada cardíaca é curto, 1 ou 2 minutos, é provavelmente desnecessário administrar o bicarbonato de sódio.

Uma análise do sangue arterial, com identificação do pH, da Pa CO_2, e o cálculo da diferença de base (BE) definem a necessidade do tratamento com bicarbonato de sódio.

A administração do mesmo, se realizada, deve abranger um período de 10 a 15 minutos.

• *Cálculo da quantidade aproximada de bicarbonato de sódio para a correção da acidose:*

mEq HCO_2 = peso do indivíduo x BE x 0,3.

• *Efeitos indesejados:*

— sobrecarga de sódio, em dosagem excessiva, provocando insuficiência cardíaca congestiva;
— alcalose metabólica;
— hipernatremia, com um estado de hiperosmolalidade (disfunção cerebral pós-parada cardíaca).

III — Epinefrina (Adrenalina)

É uma catecolamina endógena, que estimula os receptores α e β:

— aumenta o ritmo cardíaco;
— aumenta a força de contração do miocárdio;
— aumenta a resistência vascular sistêmica:
— aumenta a pressão arterial sangüínea;
— aumenta a necessidade miocárdica de oxigênio;
— aumenta o automatismo da fibra cardíaca.

Clinicamente, a epinefrina eleva a pressão de perfusão criada durante a compressão torácica, implementa o estado de contratilidade miocárdica, estimula a contração espontânea e aumenta a força de fibrilação ventricular. Esta ação torna a fibrilação ventricular mais suscetível à desfibrilação elétrica.

• *Dosagem:*

05, a 1,0 mg (5 a 10 ml de uma solução a 1:1000), EV, durante a ressuscitação.

Pode ser necessário repetir esta dosagem com intervalos de 5 minutos, pela curta duração do efeito da epinefrina.

A droga pode ainda ser instilada diretamente na árvore brônquica, através do tubo endotraqueal (10 ml de uma solução a 1:1000), com uma interrupção momentânea da compressão torácica, seguida de uma ventilação com pressão positiva.

A administração direta no coração pode também ser utilizada. Eventuais complicações desse método de reanimação favorecem o seu abandono: laceração da artéria coronária, tamponamento cardíaco, pneumotórax, injeção intramiocárdica, produzindo fibrilação ventricular não tratável, interrupção da compressão torácica e da ventilação.

As catecolaminas podem ser inativadas por soluções alcalinas e, por isso, a *epinefrina não deve ser administrada com o bicarbonato de sódio.*

IV — Atropina (sulfato de atropina)

É uma droga parassimpatolítica. Sua ação vagolítica reduz o tono vagal cardíaco e acelera o ritmo de descarga do nó sinusal; estimula a condução atrioventricular.

É usada no tratamento da bradicardia sinusal, acompanhada de hipotensão ou sinais de hipoperfusão periférica, na presença de bloqueio atrioventricular e na presença de assistolia ventricular.

• *Dosagem:*

0,5 mg, EV, repetida com intervalos de 5 minutos, até se obter o ritmo desejado (usualmente, 60 batimentos por minuto).

• *Efeitos indesejados:*

Fibrilação ventricular e taquicardia.

V — Lidocaína (xylocaína)

Clinicamente, usada na supressão de arritmias de origem ventricular; é efetiva no controle de atividades ventriculares ectópicas.

• *Dosagem:*

O uso mais comum consiste de uma administração em "bolus" de 50 a 100 mg (ou 1 mg/Kg), seguida de uma infusão de 1 a 4 mg/min. (20 a 50 mg/Kg/min.), com o objetivo de manter a concentração da lidocaína na área terapêutica.

• *Efeitos indesejados:*

A dose excessiva provoca:

— depressão circulatória e miocárdica;
— alterações no Sistema Nervoso Central: sonolência, desorientação, diminuição da capacidade auditiva, parestesias, contrações musculares, agitação, convulsões.

VI — Isoproterenol (Isuprel)

É uma amina simpatomimética sintética que estimula os receptores (β-adrenérgicos). Possui propriedades inotrópica e cronotrópica, que contribuem para o aumento do débito cardíaco e do trabalho miocárdio. Sua indicação é restrita aos casos em que há bradicardia refratária à atropina, em pacientes com pulso.

• *Dosagem:*

2 a 10 μg/min., administrados de acordo com o ritmo cardíaco. A solução com isoproterenol é preparada adicionando-se 1 mg a 500 ml de solução glicosada a 5% (2 μg/ml).

• *Efeitos indesejados:*

Aparecimento de arritmias em função da sua potente ação como estimulante cardíaco; taquicardia.

VII — Gluconato de Cálcio

O cálcio aumenta a força contrátil do miocárdio; é usado para restaurar a contração cardíaca, mas com limitações.

Seu uso não tem sido recomendado, a não ser naquelas situações em que existam hipercalemia ou hipocalcemia.

• *Dosagem:*

10 a 15 ml de uma solução a 10% (4.8 a 7.2 mEq). Não deve ser administrado na presença de bicarbonato de sódio, pois precipita como carbonato ($Ca\,CO_3$).

• *Efeitos indesejados:*

— provoca distúrbios da condução elétrica;
— em pacientes digitalizados pode favorecer a intoxicação digitálica.

VIII — Fluidos

Os fluidos intravenosos são empregados para manter as vias endovenosas durante a reanimação do doente. Geralmente, são utilizadas soluções glicosadas a 5%, com controle do volume administrado.

Pacientes em parada cardiorrespiratória, conseqüente à depleção sangüínea (rutura de aneurisma aórtico abdominal, hemorragia gastrointestinal, choque hemorrágico por trauma), devem receber, como expansores, sangue e seus constituintes, soluções cristalóides (como Ringer lactato) ou soluções coloidais (como albumina humana) em grandes volumes, para que não haja esvaziamento das câmaras cardíacas.

• *Desfibrilação*

O aparecimento de fibrilação ventricular (provavelmente devido a uma combinação de desordens na formação do impulso e na sua condução) durante o processo de reanimação indica a rápida desfibrilação através de descarga elétrica.

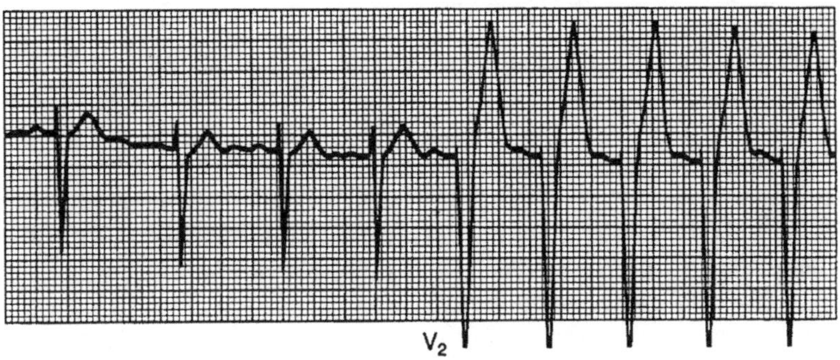

Figura 4.4. Condução ventricular aberrante.

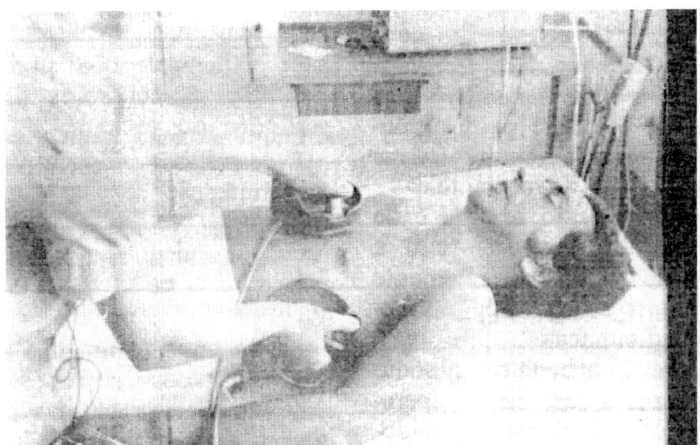

Figura 4.5. Aplicação dos eletrodos de pás (desfribilação).

A desfibrilação elétrica pode ser descrita como o processo de passar uma corrente através do coração em fibrilação, para depolarizar as células e conduzi-las a uma repolarização uniforme, organizando a contração. A força do desfibrilador é expressa em energia: Joules ou watt/segundo.

É recomendada uma desfibrilação inicial de aproximadamente 200 J; na evidência de insucesso, usar um segundo choque com 200 a 300 J, imediatamente. Se este ainda não reverteu o coração em fibrilação, epinefrina e bicarbonato de sódio podem ser administrados e, após a adequada circulação dessas drogas, mais uma carga elétrica de aproximadamente 360 Joules deve ser aplicada.

Uma vez restabelecida a função cardíaca, é instalada a terapêutica definitiva, para que o paciente seja preparado para deixar a Sala de Atendimento de Emergência. Pode ser encaminhado à Sala de Repouso e Observação, onde seu atendimento terá continuidade durante algumas horas. Seu encaminhamento a esta área só é recomendado quando suas condições estiverem es- tabilizadas do ponto de vista cardiológico.

Comumente, o paciente pós-parada cardíaca é dependente de drogas vasoativas, de drogas antiarrítmicas e de assistência ventilatória mecânica. As drogas mais utilizadas são:

a) *Norepinefrina (Noradrenalina)*

É uma catecolamina, um potente vasoconstritor periférico, que geralmente provoca uma elevação da pressão sangüínea. É, também, um forte agente inotrópico. Tem a desvantagem de causar vasoconstrição renal e mesentérica.

Na hipotensão severa ou no choque cardiogênico, pode ser utilizada. É contra-indicada na hipotensão por hipovolemia.

• *Dosagem:*

16 μg/ml, por via endovenosa, em solução glicosada a 5%, com uma infusão inicial de 2 a 3 ml/minuto.

• *Efeitos indesejados:*

— severa vasoconstrição;
— severa hipotensão na interrupção brusca.

b) Dopamina

É o precursor químico da noradrenalina. Produz vasodilatação renal e mesentérica em doses que podem não aumentar a freqüência cardíaca ou a pressão sangüínea (1 a 2 μg/Kg/min.).

Nas doses de 2 a 10 μg/Kg/min., a dopamina geralmente tem uma ação estimulante de β-receptor, que se manifesta no aumento de débito cardíaco. Em doses acima de 10 μg/Kg/min., é um estimulante do α-receptor que provoca vasoconstrição periférica e pode causar constrição da artéria renal.

Em doses próximas a 20 μg/Kg/min., a ação estimulante sobre receptores α pode reverter a dilatação dos vasos renal e mesentérico, ocasionando o declínio do fluxo sangüíneo. As diferentes respostas vasculares, bem como as alterações específicas em relação à dosagem de dopamina no leito renal e mesentérico são atribuídas a receptores especiais, denominados dopaminérgicos.

• *Dosagem:*

Inicialmente de 2 a 5 μg/Kg/min., aumentada até que a pressão sangüínea, o débito urinário e a perfusão estejam presentes.

Tem sido usada até um nível de 50 µg/Kg/min., visando a uma perfusão satisfatória.

Usa-se uma solução glicosada a 5%, EV, 500 ml com 5 ampolas de Dopamina de 200 mg (400 µg/ml).

• *Efeitos indesejados:*

— taquiarritmia;
— vasoconstrição (dosagem alta);
— vasodilatação (dosagem baixa);
— batimentos cardíacos ectópicos;
— náusea e vômito;
— "angina pectoris";

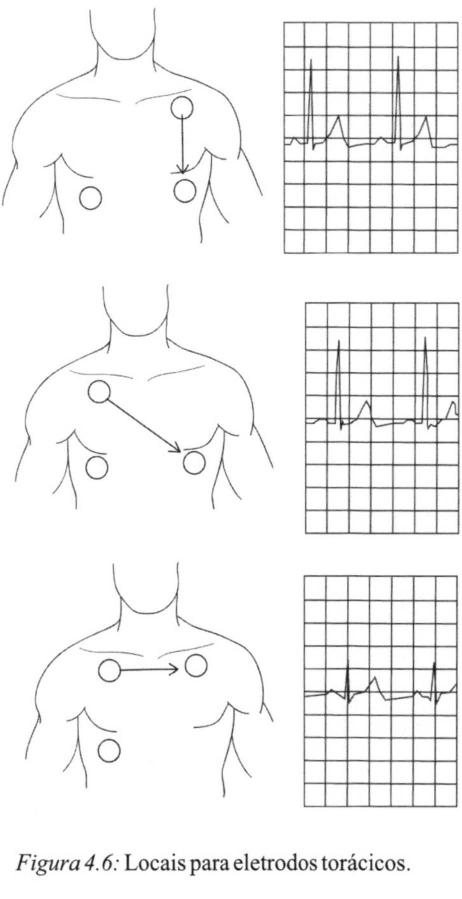

Figura 4.6: Locais para eletrodos torácicos.

— necrose de tecido cutâneo ao extravasamento.

c) Dobutamina

É uma catecolamina sintética, estimulante de receptor β-adrenérgico, que aumenta diretamente a contratilidade miocárdica.

Usualmente aumenta o fluxo sangüíneo renal e mesentérico, bem como o débito cardíaco, por exercer um efeito direto sobre o suprimento arterial dessas áreas.

Pode ser utilizada com o Nitroprussiato de Sódio, favorecendo o débito cardíaco (o uso de Nitroprussiato provoca uma diminuição da resistência arterial periférica, enquanto a pressão de perfusão coronariana pode ser mantida pela dobutamina), numa dosagem de até 10,0 µg/Kg/min.

A dobutamina não deve ser usada em casos de falência cardíaca congestiva refratária.

• *Dosagem:*

Usualmente, 2,5 a 10,0 µg/Kg/ min., EV, de uma solução de 1000 ml de glicose a 5%, com 250 mg de dobutamina (1 ampola); concentração de 250 µg/ml.

• *Efeitos indesejados:*

Dobutamina: taquicardia e arritmias com doses maiores que 20 µg/Kg/min.

Nitroprussiato de sódio: intoxicação por cianide (thiocianato) — zumbido no ouvido, perturbação visual e delírio. Hipotensão.

O paciente na Sala de Repouso e Observação provavelmente estará em ventilação mecânica, recebendo droga(s) vasoativa(s) e antiarrítmica, com monitorização cardíaca, tendo ainda uma sonda nasogástrica, uma sonda vesical de demora e, eventualmente, um marca-passo cardíaco temporário.

4.5. Assistência de Enfermagem

4.5.1. Sala de Atendimento de Emergência

Objetivo: restauração da função cardíaca e identificação da causa da Parada Cardiorrespiratória.

— Recebimento do paciente, passagem para a mesa de exames e controle da hora de chegada;
— Retirada de prótese dentária, aspiração ou limpeza da cavidade oral e ventilação com "ambu" e máscara;
— Punção de veia em membros superiores, com instalação de soro glicosado a 5%, coleta de sangue para tipagem e exames laboratoriais e remoção de roupas;
— Oferta de material para intubação orotraqueal, fixação da cânula após a insuflação do "cuff", aspirações de secreção quando necessário, sondagem nasogástrica;
— Preparo e administração de drogas e soluções, monitorização cardíaca e controle do aparecimento de grandes pulsos (carotídeo, femoral);
— Apresentação de material para procedimentos médicos invasivos;
— Ventilação e massagem cardíaca, substituindo o médico, se necessário;
— Apresentação de material para a desfibrilação, se necessário, e ajuste da carga elétrica no desfibrilador;
— Registro do traçado eletrocardiográfico (quantas vezes forem necessárias);
— Cateterismo vesical de demora;
— Apresentação e instalação, com o médico, do aparelho para ventilação mecânica;
— Instalação da terapêutica definitiva;
— Identificação de eventuais complicações;
— Anotações de enfermagem no impresso próprio; (Modelo 3)
— Preparo do paciente para a saída da sala.

ATENDIMENTO NA SALA DE EMERGÊNCIA

NOME: ______________________ REGISTRO: __________

HORA DE ENTRADA: ______________ HORA DE SAÍDA: __________

CAUSA DA UTILIZAÇÃO DA SALA: ______________________

____

____

____

____

PROCEDIMENTOS EXECUTADOS: ______________________

☐ INTUBAÇÃO NASOTRAQUEAL N.º TUBO ________ VOLUME AR CUFF ________ ml

☐ INTUBAÇÃO OROTRAQUEAL N.º TUBO ________ VOLUME AR CUFF ________ ml

☐ TRAQUEOSTOMIA N.º CÂNULA ________ VOLUME AR CUFF ________ ml

☐ MASSAGEM CARDÍACA

☐ VENTILAÇÃO MANUAL ☐ VENTILAÇÃO MECÂNICA

☐ MONITORIZAÇÃO CARDÍACA ☐ ECG

☐ DESFIBRILAÇÃO
☐ J ☐J ☐ J ☐ J (J = Joules)

☐ DISSECÇÃO DE VEIA
☐ FEMORAL ☐ RADIAL ☐ BRAQUIAL ☐ SAFENA ☐ JUGULAR

☐ DISSECÇÃO DE ARTÉRIA ______________

☐ PUNÇÃO PERCUTÂNEA ______________

☐ CATÉTER VENOSO CENTRAL

☐ CATETERISMO VESICAL N.º SONDA ________

☐ SONDAGEM NASOGÁSTRICA N.º SONDA ________

☐ DRENAGEM TÓRAX ☐ D ☐ E N.º DRENO ________

☐ AMOSTRA SANGUE ☐ TIPAGEM ☐ANÁLISES ☐GASIMETRIA

☐ RAIO X ☐ TÓRAX ☐ ABDOME ☐ EXTREMIDADES ☐ CRÂNIO
☐ MMII
☐ MMSS
☐ COLUNA ☐ QUADRIL
☐ CERVICAL
☐ LOMBAR
☐ SACRA

☐ TORACOTOMIA ☐ PUNÇÃO SUPRAPÚBICA ☐ LAVAGEM PERITONEAL

DROGAS E SOLUÇÕES:

☐ ADRENALINA ________ ☐ DOPAMINA ________ ☐ OUTROS: ________
☐ ATROPINA ________ ☐ DOBUTAMINA ________
☐ BIC. SÓDIO ________ ☐ 8,4% ☐ 3% ☐ 10% ☐ NITROPRUSSIATO Na ________
☐ XYLOCAÍNA ________ ☐ S. FISIOLÓGICO ________
☐ GLUCONATO CÁLCIO ________ ☐ S. GLICOSADO 5% ________
☐ NORADRENALINA ________ ☐ SANGUE ________

OBSERVAÇÕES: P: PA: T: R:

TRANSFERÊNCIA: ☐ UTI	☐ SALA DE REPOUSO E OBSERVAÇÃO	☐ C. CIRÚRGICO
☐ ISOLAMENTO	☐ UNIDADE DE INTERNAÇÃO	☐ OUTRA INSTITUIÇÃO

☐ ÓBITO: ☐ IML ☐ ANATOMIA PATOLÓGICA ☐ FAMÍLIA

☐ DOAÇÃO DE ÓRGÃOS ☐ CORAÇÃO ☐ RIM ☐ FÍGADO ☐ CÓRNEA

VALORES ARROLADOS: ______________________________

☐ ENTREGUES À FAMÍLIA ☐ ENTREGUES AO SERVIÇO SOCIAL

____

Enfermeiro

4.5.2. Sala de Repouso e Observação

Objetivo: estabilização da função cardíaca e tratamento da causa da Parada Cardiorrespiratória.

— Recebimento do paciente com a transferência para o leito, checando tubos e conexões e instalando respirador e monitor cardíaco;
— Checagem e observação das drogas e fluidos que estão sendo administrados, com imediata instalação de bombas de infusão (principalmente para as drogas vasoativas) e controle dos sinais vitais;
— Exame físico e avaliação do doente para a elaboração do plano de cuidados imediatos;
— Registro de um traçado eletrocardiográfico;
— Efetivação da prescrição médica;
— Orientação a acompanhante e familiares.

4.5.3. Pontos importantes na assistência

• *Vigilância*

Atividade cardíaca/drogas antiarrítmicas, ventilação/respiração, eliminação urinária, drogas vasoativas/pressão arterial, equilíbrio ácido-básico.

• *Controle de drogas:*

Estabelecer a correlação dose/efeito, com a preocupação de retirada precoce das mesmas. Os controles da pressão arterial e da freqüência cardíaca se sucedem a curtos intervalos de tempo, concomitantemente com a administração de drogas. *Atenção aos efeitos indesejados!*

• *Eficiência da assistência ventilatória:*

Traduzida por um volume de corrente adequado, por uma oferta de oxigênio ajustada às necessidades do paciente (o uso de drogas vasoativas aumenta o consumo de oxigênio pelo miocárdio), pela manutenção das vias aéreas livres de secreção e por uma freqüência respiratória satisfatória.

Em havendo possibilidade da retirada do respirador, instalar os recursos para oferta de oxigênio em condições seguras, ainda pelo tubo endotraqueal ou por máscara facial no caso da retirada daquele.

• *Aquecimento do doente:*

A hipotermia perpetua as condições de arritmia e instabilidade cardíaca. O quadro de hipotermia é caracterizado por temperatura corporal abaixo de 35 °C, medida com um termômetro de máxima e mínima (termômetro de álcool), via retal. É comum nos pacientes que apresentam sinais de estado de choque.

• *Atenção às necessidades emocionais do paciente e familiares:*

Estabelecer um contato onde informações simples e objetivas podem colaborar até para a melhor aceitação da situação crítica.

O desconforto físico pode ser intenso para o paciente e deve ser minimizado. A atitude do enfermeiro, apoiada em um sólido conhecimento e na força de seu caráter e traduzida em ações, pode contribuir muito para reduzir as tensões. "O fator expressivo na interação paciente-enfermeiro refere-se a um estado emocional que pode ser representado por palavras, inflexões no tom de voz, aperto de mão ou apenas por um sorriso."

A assistência de enfermagem é completada com o acompanhamento e interpretação dos exames laboratoriais e radiológicos, observação de sinais e sintomas que possam evidenciar complicações, controle do volume urinário horário (a ser mantido em níveis de 30 a 50 ml/h), mudanças de decúbito, tão logo as condições hemodinâmicas tenham se estabilizado, pronta interferência nas intercorrências que denotem risco de vida.

Referências Bibliográficas

1. COLLETTI, R. C. Diagnosis of acute myocardial infarction in emergency department. *J. Emerg. Nurs.*, v. 16, nº 3, p. 187-90, 1990.
2. GOMES, A. M. *Enfermagem na Unidade de Terapia Intensiva.* 2ª ed., São Paulo, E.P.U., 1988, cap. 6, p. 45-64: O paciente com afecção cardíaca.
3. GOMES, A. M. *Enfermagem na Unidade de Terapia Intensiva.* 2ª ed., São Paulo, E.P.U., 1988, cap. 7, p. 65-75: Parada cardiorrespiratória.
4. GOMES, A. M. *Enfermagem na Unidade de Terapia Intensiva.* 2ª ed., São Paulo, E.P.U., 1988, cap. 8, p. 77-83: Eletrocardiografia, monitorização cardíaca.
5. MILLAM, D. A. Starting I. V. s. how to develop your venipuncture expertise. *Nursing*, v. 22, nº 9, p. 33-46, 1992.
6. SOMMERS, M. S. The shattering consequentes of CPR how to assess and prevent complications. *Nursing,* v. 22, nº 7, p. 34-41, 1992.
7. Standards and Guidelines for Cardiopulmonary Resuscitation (CPR) and Emergency Cardiac Care (ECG). *JAMA,* v. 255, nº 21, p. 2905-84, 1986.
8. Textbook of advanced cardiac life support. *Am. Heart Assoc.,* 1986.
9. WHIPPLE, J. *et al.* Selected vasoative drugs: a readily available chart referente. *Crit. Care Nurse,* v. 12, nº 3, p. 23-9, 1992.
10. ZANINI, A. C. *et al.* Drogas vasoativas. *In* MORAES, I. N. *et al. Residente de Cirurgia,* São Paulo, ROCA, 1992, p. 844-56.
11. Menzel, L. K. *et al*, Electrocardiogram Interpretation *in* Clochesy, J. M. *et al.* Critical Care Nursing, 2ª ed., p. 127-165, W. B. Saunders Company, Philadelphia, Pennsylvania, 1996.
12. Vaska, P. L, Cardiovascular Anatomy and Physiology *in* Clochesy, J. M. *et al.* Critical Care Nursing, 2ª ed., p. 311-334, W. B. Saunders Company, Philadelphia, Pensylvania, 1996.
13. Moser, D. K *et al.* Heart Failure in Clochesy, J. M. *et al.* Critical Care Nursing, 2ª ed., p. 380-403, W. B. Saunders Company, Philadelphia, Pensylvania, 1996.
14. Cirenza, C. *et al.* Ressuscitação Cardiorrespiratória Cerebral, *in* Knobel, E. Condutas no Paciente Grave, 3ª ed., p. 255-270, Atheneu, RJ, 2007.
15. Knobel, E. *et al.* Infarto Agudo do Miocárdio, *in* Knobel, E. Condutas no Paciente Grave, 3ª ed., p. 151-176, Atheneu, RJ, 2007.
16. Ambrogi, A. M. T. P. *et al.* Padronização das Ações de Enfermagem na Parada Cardiorrespiratória, *in* Knobel, E. Condutas no Paciente grave, 3ª ed., p. 1525-1534, Atheneu, RJ, 2007.
17. Kasinski, N. *et al.* Drogas Vasoativas, in Knobel, E. Condutas no Paciente Grave, 3ª ed., p. 111-136, Atheneu, RJ, 2007.

Capítulo 5

Insuficiência Respiratória Aguda

5.1. Conceito

Afecção de evolução rápida e caracterizada basicamente por dois fenômenos: hipóxia e hipercapnia. Ocorre quando o organismo não mantém as pressões parciais dos gases sangüíneos dentro dos limites da normalidade.

É comum, então, definir-se a insuficiência respiratória aguda como uma P_aO_2 abaixo de 60 mm Hg, ou uma P_aCO_2 acima de 50 mm Hg (P_aO_2 = pressão parcial do oxigênio no sangue arterial; P_aCO_2 = pressão parcial de dióxido de carbono no sangue arterial).

Na insuficiência respiratória aguda, a função básica dos pulmões (oxigenação do sangue com a remoção do dióxido de carbono) está comprometida, levando o organismo a outras alterações fisiológicas.

5.2. Causas

Podem ser divididas em 2 grupos:

a) Causas extrapulmonares: (O gás inspirado não é transportado para as vias aéreas e alvéolos): os aspectos mecânicos da respiração são afetados.

Fazem parte deste grupo:

— causas cerebrais: uso de barbitúricos, opiáceos, anestésicos; tumores; hematomas; acidentes vasculares; encefalite; trauma etc.;
— causas medulares: mielites (síndrome de Guillain-Barré, poliomielite), trauma etc.;
— causas musculares: miastenia grave, drogas ("curare").;
— lesões torácicas: traumatismo torácico, pneumotórax, hemotórax.

b) Causas pulmonares: O parênquima pulmonar é comprometido, afetando o suprimento de gases sangüíneos (o gás inspirado não entra em contato com o sangue, permanecendo nas paredes alveolares).

São: pneumonia, bronquite, bronquiolite, atelectasias, embolias, septicemia, pulmão de choque, trauma.

5.3. Sinais e Sintomas

— aumento da freqüência respiratória, na tentativa de manter a oxigenação dos tecidos;
— aumento da freqüência cardíaca, para compensar a hipóxia;
— sudorese, conseqüente à hipotensão e hipóxia;
— cianose, decorrente da hipoxemia (observada nos lábios, lóbulos das orelhas e leito ungueal);
— uso de músculos acessórios da respiração;
— ansiedade e agitação psicomotora.

É sempre essencial a determinação laboratorial dos níveis de P_aO_2 e P_aCO_2 para se estabelecer o diagnóstico de hipoxemia e hipercapnia.

5.4. Atendimento na Unidade

O paciente em insuficiência respiratória aguda pode ser atendido em duas áreas da unidade: Sala de Atendimento de Emergência e Sala de Repouso e Observação.

O objetivo no atendimento é combater a progressiva insuficiência respiratória, assegurando ao paciente uma ventilação adequada.

O atendimento na Sala de Emergência é destinado a pacientes que, chegando à unidade, necessitam de uma intubação endotraqueal, para a instalação de um respirador, para a aspiração de secreções ou para assegurar uma via áerea livre.

Os parâmetros que indicam a ventilação mecânica são:

P_aO_2 (com oferta de 60% O_2): < 60 mm Hg
Normal: 85 - 100 mm Hg

$PaCO_2$: > 55 mm Hg
Normal: 36 - 44 mm Hg

Freqüência respiratória : > 40/minuto
Normal: 12 - 16/minuto

A via orotraqueal é a mais utilizada nas intubações de emergência, pois facilita o acesso à traquéia e permite o uso de tubos mais calibrosos, que aumentam a

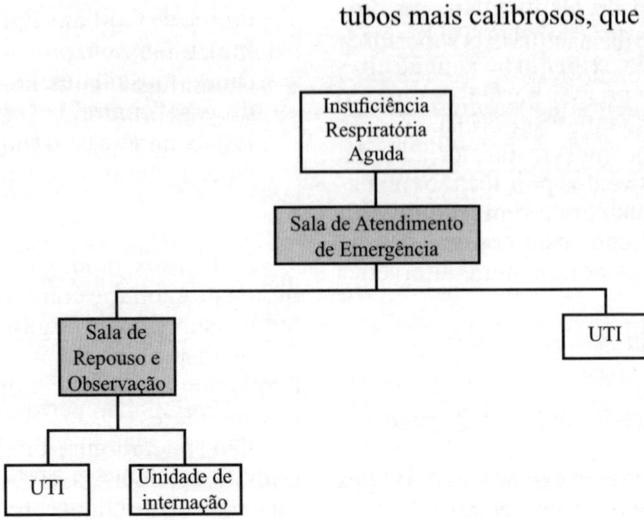

eficácia da ventilação. Alguns pacientes, por fatores limitantes (trismo, impossibilidade de hiperextensão do pescoço), são intubados por via nasotraqueal (tubos mais finos e longos).

Pelo menos, três profissionais participam da assistência ao paciente durante o período de intubação: um médico e dois membros da equipe de enfermagem.

O material a ser utilizado atende às necessidades básicas do paciente e favorece as manobras a serem executadas.

O paciente deve estar corretamente posicionado na mesa de exames (decúbito dorsal horizontal e cabeça estendida para trás), para que haja sucesso na intubação.

A intubação endotraqueal pode trazer algumas complicações imediatas, que devem ser conhecidas e identificadas durante o atendimento: apnéia secundária à inibição respiratória, broncoespasmo, aspiração de sangue ou vômito, quebra de dentes, lacerações em lábios, boca, mucosas da faringe e laringe.

Alguns pacientes podem apresentar obstrução das vias aéreas superiores (traumatismos de face, por exemplo) e necessitar de traqueostomia. Havendo condições, serão encaminhados ao Centro Cirúrgico para o procedimento (situação ideal e desejada); contudo, poderão ser submetidos ao mesmo na própria Sala de Emergência.

Material para traqueostomia

— caixa cirúrgica contendo: afastadores (Farabeuf ou Jansen), pinças Bachaus, pinças hemostáticas, pinças de dissecção (com e sem dente), tesouras e pinças Allis;
— bisturis: com lâmina para pele (nº 22) e lâmina para abertura da traquéia (nº 12);
— cânula de acordo com a característica física do paciente (de plástico siliconizado e com "cuff" de baixa pressão);
— seringas: de 10 ml (para o anestésico) e de 20 ml (para a insuflação do "cuff");
— luvas cirúrgicas;
— fios cirúrgicos;
— campos cirúrgicos (simples e fenestrado);
— gazes e compressas;
— aventais cirúrgicos, gorros e máscaras;
— foco de luz auxiliar;
— bisturi elétrico;
— sistema de aspiração.

Preparo e posição do paciente

— antissepsia da pele e tricotomia da área, se necessário;
  • colocação de um coxim sob os ombros (manutenção da cabeça e do pescoço em hiperextensão).

Complicações da traqueostomia

— Hemorragia; enfisema mediastínico e pneumotórax; lesão da cartilagem cricoídea; lesão da inervação laríngea.

A grande maioria dos pacientes com insuficiência respiratória aguda é atendida na Sala de Repouso e Observação, onde são acompanhados e tratados os processos pulmonares: alterações na relação ventilação/perfusão e alteração mecânicas. Quando a hipóxia é identificada, a oxigenoterapia é indicada e pode ser efetivada por diferentes métodos:

• *Uso de cateter nasal:* com um fluxo de 6 a 8 l/minuto oferece uma concentração de oxigênio entre 30 e 50%;

• *Uso de máscara facial:* permite uma mistura de ar e é mais confortável; cobre boca e nariz, oferecendo concentrações de oxigênio variáveis com o seu fluxo.

% O_2	litro/min.
35 a 45	6 a 8
45 a 55	8 a 10
55 a 65	10 a 12

• *Intubação endotraqueal/ventilação mecânica:* provê uma concentração de oxigênio acima de 60%.

A intubação para a instalação de uma ventilação mecânica é a última medida a ser tomada na assistência ao paciente. Uma vez indicada, após serem esgotados todos os recursos de combate à insuficiência respiratória aguda, *deve ser executada na própria Sala de Repouso e Observação.*

Um respirador é então instalado para assistir o paciente, e deve oferecer condições mínimas para uma boa ventilação:

• adequada umidificação do ar inspirado;

• variação da fração de oxigênio inspirado (Fi O_2);

• variação do volume do ar inspirado.

O uso de um ventilômetro e do oxímetro de pulso nesta fase é recomendável, para ajustar o respirador às necessidades do paciente. É importante lembrar que, se o volume/minuto é adequado, o paciente tende a sincronizar a respiração com o aparelho.

Precocemente, o paciente com insuficiência respiratória aguda, em assistência ventilatória mecânica, deve ser removido para uma UTI, onde um seguimento rigoroso de suas condições proporcionar-lhe-á melhores cuidados. A insuficiência respiratória aguda pode significar a manifestação primária de outros desequilíbrios orgânicos.

5.5. Assistência de Enfermagem

O objetivo da assistência de enfermagem é diminuir os riscos de complicações e assegurar uma ventilação adequada.

5.5.1. Sala de Atendimento de Emergência

— Recebimento do paciente e transferência para a mesa de exames.

— Posicionamento do paciente em decúbito dorsal horizontal.

— Retirada de prótese dentária, aspiração ou limpeza da cavidade oral.

— Oferta de material para a intubação orotraqueal, fixação do tubo após a insuflação do "cuff", aspiração de secreção (se o paciente apresentar vômitos durante a intubação, colocar a cabeça voltada para o lado, interrompendo a manobra, e aspirar a cavidade oral).

— Apresentação e instalação, com o médico, do aparelho para ventilação mecânica.

— Controle dos sinais vitais.

— Anotações de enfermagem.

5.5.2. Sala de Repouso e Observação

— Recebimento do paciente, com sua acomodação no leito, instalação do respirador e monitorização cardíaca.

— Exame físico e avaliação do doente para a elaboração do plano de cuidados imediatos (prescrição de enfermagem), tendo como objetivo central o tratamento da insuficiência respiratória aguda e a eficiência da assistência ventilatória.

— Controle dos sinais vitais: quaisquer anormalidades na assistência ventilatória far-se-ão notar nas funções vitais:

- aumento da freqüência cardíaca: hipoxemia, hipovolemia, perfusão periférica alterada, febre, ansiedade ou dor;
- queda da freqüência cardíaca: hipoxemia ou hipotensão;
- aumento da freqüência respiratória: hipoxemia ou hipercapnia:
- queda de PA: hipoxemia, diminuição do débito cardíaco.

— Manutenção da permeabilidade de cateteres venosos e arteriais.

— Efetivação da prescrição médica.

— Orientação a acompanhante e familiares.

5.5.3. Pontos importantes na assistência

• Manutenção da ventilação artificial

Avaliação periódica do respirador, correlacionada ao eventual aparecimento de sinais de ventilação inadequada. As variações no respirador e suas causas devem ser identificadas, comunicadas e corrigidas. Os parâmetros prescritos para o volume corrente, a freqüência respiratória e a concentração de oxigênio inspirado (FiO_2) são a base para os controles posteriores à instalação do respirador. São acrescidos a esses parâmetros: pico de pressão inspiratória, fluxo de oxigênio e umidificação do ar inspirado.

As tubulações do respirador que conduzem o ar inspirado (circuito-paciente) devem estar presas a um suporte próprio e em posição inferior à cabeça do doente (para impedir que a água condensada nas mesmas atinja as vias aéreas). *Devem estar sempre íntegras. Emendas, correções com fitas adesivas e improvisações são fatores de risco na assistência ventilatória.*

A identificação de uma falha no respirador implica a retirada do mesmo e a introdução de ventilação manual, até o controle da situação (que pode significar a troca do aparelho).

O tubo endotraqueal deve atender satisfatoriamente aos seus propósitos. Para isto, deve ser sempre alvo de avaliação quanto à: integridade do "cuff" (escape de ar pela boca do paciente pode significar "cuff" danificado), posição (de preferência no centro da boca) e fixação (sem lesar pele e mucosa).

A umidificação do ar inspirado deve ser suficiente para manter a secreção das vias aéreas fluidificada e fácil de ser removida por aspiração. O controle periódico da umidificação (névoa e aquecimento) deve fazer parte dos cuidados dirigidos ao binômio paciente-respirador.

As avaliações clínicas do doente, principalmente baseadas nos resultados de gasimetrias arteriais, geram alterações nos parâmetros do respirador, que devem ser feitas com comunicação à equipe de enfermagem.

• Posição do paciente no leito

Pacientes em condições hemodinâmicas estáveis devem ser alvos de mudanças de decúbito freqüentes e estar com o tórax elevado, para melhor ventilação alveolar e drenagem de secreções periféricas para a árvore brônquica.

• Ausculta pulmonar

Para a identificação de fenômenos simples que podem nortear alguns cuidados de enfermagem: aspiração de secreções, mudanças de decúbito, fisioterapia respiratória ou solicitação do médico para uma avaliação. É uma prática rotineira, que procura responder a algumas perguntas:

— os ruídos respiratórios estão presentes?
— são ruídos normais?
— há secreção?
— há hipoventilação?

• Manutenção das vias aéreas livres de secreção

A aspiração de secreções deve ser feita dentro dos rigores da técnica asséptica, não como procedimento de rotina, mas de acordo com a necessidade. Preferencialmente, deve ser realizada por duas pessoas, de modo a facilitar o trabalho e diminuir o tempo em que o paciente fica sem o respirador. É sempre precedida de hiperventilação do paciente.

O conhecimento das complicações e riscos da aspiração endotraqueal (arritmia cardíaca, cianose, traumatismo de mucosa, espasmo brônquico, contaminação, colapso pulmonar pela aspiração do ar residual) contribui para um desempenho cuidadoso na operação.

• Controle do volume de ar no "cuff" do tubo endotraqueal

O "cuff" deve ser mantido insuflado, com um volume de ar suficiente para impedir que haja movimentação do tubo na traquéia. O volume de ar da primeira insuflação é o referencial para os demais controles.

• Controle da administração de fluidos e das eliminações

Ao lado do controle da velocidade de infusão, torna-se imprescindível a computação do volume administrado e do eliminado a pequenos intervalos de tempo. O uso de altas pressões inspiratórias pode produzir retenção hídrica.

• Identificação precoce de complicações

— Atelectasias: conseqüentes ao uso de baixos volumes correntes e períodos prolongados do paciente na mesma posição.
— Diminuição do débito cardíaco e hipotensão.
— Alcalose respiratória (alteração da $PaCO_2$).
— Enfisema subcutâneo.

• Prevenção de danos:

Contaminações

Os pacientes com insuficiência respiratória aguda adquirem com facilidade infecções pulmonares causadas, primariamente, por germes Gram-negativos. Na prevenção das mesmas, algumas medidas são indicadas: uso de técnicas de isolamento em pacientes contaminados, lavagem freqüente de mãos, técnica asséptica de aspiração endotraqueal e precauções relacionadas ao sangue e fluidos corporais.

Ações indesejadas de drogas

São usados no tratamento da insuficiência respiratória aguda: broncodilatadores, corticóides, antibióticos, sedativos, bloqueadores neuromusculares e drogas vasoativas quando há estado de choque. *A atenção aos seus efeitos, desejados ou não, deve ser redobrada.*

Agentes farmacológicos usados comumente na Insuficiência Respiratória Aguda

Droga	*Indicação*	*Mecanismo de Ação*	*Efeitos adversos*
1. Albuterol	Broncoespasmo	Beta adrenérgico	Taquicardia; palpitações
2. Epinefrina	Bronco-espasmo	Inibidor Alfa e Beta	Estimulação cardíaca; arritmias; hipertensão
3. Isoproterenol	Bronco-espasmo	Inibidor Beta	Arritmias; hipertensão
4. Epinefrina racêmica	Edema de laringe	Estimulante Alfa e Beta	Estimulação cardíaca
5. Corticosteróides	Bronco-espasmo	Antiinflamatório	Distúrbios gástricos, hipocalemia, alcalose metabólica
6. Furosemide	Falência cardíaca, Edema pulmonar	— Diurético — Diminui o volume intravascular — Aumenta a capacitância venosa	Depleção de volume, hipocalemia, hiponatremia, alcalose metabólica hipoclorêmica, ototoxidade
7. Antibióticos	Infecção pulmonar		Reações de hipersensibilidade, superinfecções.
8. Heparina	Embolia pulmonar, suspeita de presença de trombose venosa	Inativa fatores de coagulação	Sangramento
9. Estreptoquinase	Embolia pulmonar, resultando em instável condição cardiopulmonar	Antitrombolítico	Hemorragia, reações alérgicas, febre, hipotensão e arritmias

Referências Bibliográficas

1. BAJAY, H. M.; FURCOLIN, M. I. R., ROGANTE, M. M., *Assistência ventilatória mecânica,* São Paulo, E.P.U., 1991.
2. GOMES, A. M. *Enfermagem na Unidade de Terapia Intensiva.* 2ª ed., São Paulo, E.P.U., 1988, cap. 10, p. 101-26: Insuficiência respiratória.
3. ________ *Enfermagem na Unidade de Terapia Intensiva.* 2ª ed., São Paulo, E.P.U., 1988, cap. 11, p. 127-45: Assistência de enfermagem a pacientes em respiradores.
4. TERZI, R., ARAUJO, S. *Técnicas básicas em UTI.* Campinas, UNICAMP-HC, 1988.
5. STIESMEYER, J. K. What triggers a ventilator alarm? v. 91, nº 10, p. 60-4, 1991.
6. AHRENS, T. Respiratory Monitoring in Clochesy, J. M. *et al.* Critical Care Nursing, 2ª ed., p. 245-259, W.B. Saunders, Company, Philadelphia, Pensylvania, 1996.
7. WRIGHT, J. *et al.* Mechanical Ventilation: Current Uses and Advances, in Clochesy, J. M *et al.* Critical Care Nursing, 2ª ed., p. 262-287, W. B. Saunders Company, Philadelphia, Pennsylvania, 1996.
8. HENNEMAN, E. A. Patients with Acute Respiratory Failure, in Clochesy, J. M *et al.* Critical Care Nursing, 2ª ed., p. 630-644, W. B. Saunders Company, Philadelphia, Pennsylvania, 1996.
9. VATTIMO, M. F. F *et al.* Cuidados de Enfermagem na Assistência Respiratória, *in* Knobel, E. Condutas no Paciente Grave, 3ª ed., p. 1545-1550, Atheneu, RJ, 2007.
10. STONE, K. S. Respiratory Physiology, *in* Clochesy, J. M. *et al.* Critical care Nursing, 2ª ed., p. 561-581, W. B. Saunders, Company, Philadelphia, Pensylvania, 1996.
11. BAKER, C. F. Acid-Base Physiology in Clochesy, J.M. *et al.* Critical Care Nursing, 2ª ed., p. 583-600, W. B. Saunders Company, Philadelphia, Pennsylvania, 1996.

Capítulo 6

Choque

6.1. Conceito

Condição fisiológica anormal, caracterizada por um metabolismo celular inadequado, podendo ser provocado, entre outras coisas, por deficiência de perfusão nos tecidos.

É uma síndrome na qual há um suprimento inadequado de sangue para os tecidos e onde mudanças estruturais e funcionais ocorrem, atingindo órgãos essenciais. É sempre na intimidade dos tecidos, no nível da microcirculação, que se estabelecem as graves alterações do estado de choque.

Há quatro tipos de choque:

— *hipovolêmico* (redução do volume circulante);

— *cardiogênico* (baixo rendimento cardíaco);

— *toxêmico* (infecções agudas e graves bactérias Gram-negativas);

— *neurogênico* (inibição do tono vasomotor).

Em qualquer tipo de choque há um mecanismo similar, identificado como o ciclo hemodinâmico do choque, que representa uma diminuição do volume minuto e mostra o distúrbio circulatório.

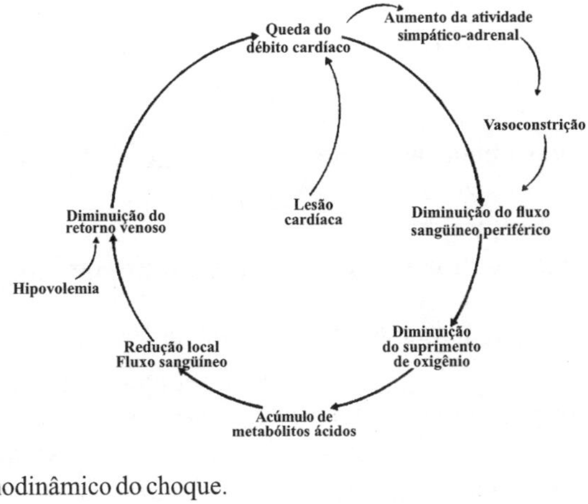

Figura 6.1: Ciclo hemodinâmico do choque.

6.2. Causas

O quadro de choque pode ser desencadeado por alguns fatores: queda ou inadequação do débito cardíaco (infarto do miocárdio; arritmias cardíacas graves; processos infecciosos; desequilíbrio ácido-básico), queda ou inadequação do volume sangüíneo circulante (hemorragia; perdas de água e eletrólitos; aumento da permeabilidade capilar com extravasamento de líquidos) e bloqueio no metabolismo celular aeróbio (toxinas; distúrbios do equilíbrio ácido-básico; hipóxia).

6.3. Sinais e sintomas

— Pressão sangüínea sistólica inferior a 80 mm Hg (queda súbita ou gradual). Já existe redução da perfusão dos tecidos, antes mesmo da queda da pressão arterial.
— Excreção urinária inferior a 25 ml/hora (determinada pelo baixo fluxo sangüíneo, que modifica a perfusão renal).
— Acidose metabólica ou respiratória (deprime a função miocárdica).
— Alterações da perfusão periférica (lentidão da circulação, com aspecto cianótico ou pálido; aumento da circulação, com vasodilatação). Pele fria e úmida.
— Alterações do pulso (amplitude diminuída, freqüência acima do normal, fraco).
— Alterações da freqüência respiratória (taquipnéia).
— Alterações da temperatura (hipotermia). A diferença entre a temperatura axilar e a retal ou esofágica, que em condições normais é de 0,4 °C a 0,6 °C, nos estados de choque é sempre superior a 1,0 °C, devido à vasoconstrição periférica.
— Alterações neurológicas (depressão do nível de consciência: sonolência, apatia, inquietação, mal-estar).
— Alterações eletrolíticas (hipoclorefmia, hiponatremia, hiperpotassemia e baixa reserva alcalina).

Os pacientes em estado de choque são suscetíveis a algumas complicações: insuficiência respiratória aguda (pulmão de choque ou síndrome do desconforto respiratório do adulto), insuficiência renal por necrose tubular aguda e coagulação intravascular disseminada ("com a acentuada isquemia tissular, as células liberam toxinas que aumentam a permeabilidade capilar, predispondo à coagulação intravascular e deprimindo as respostas às catecolaminas. Os trombos se formam espontaneamente nos pequenos vasos de alguns órgãos e, nessa formação, consomem alguns fatores de coagulação. A trombose capilar contribui para a progressão do choque e reduz ainda mais o fluxo sangüíneo; cada fator intensifica, assim, a gravidade do anterior").

O choque resulta no desequilíbrio entre o fornecimento e a demanda de oxigênio.

6.4. Atendimento na Unidade

O paciente em estado de choque deve ser atendido na Sala de Repouso e Observação.

As características desse paciente são indicadores compulsórios para

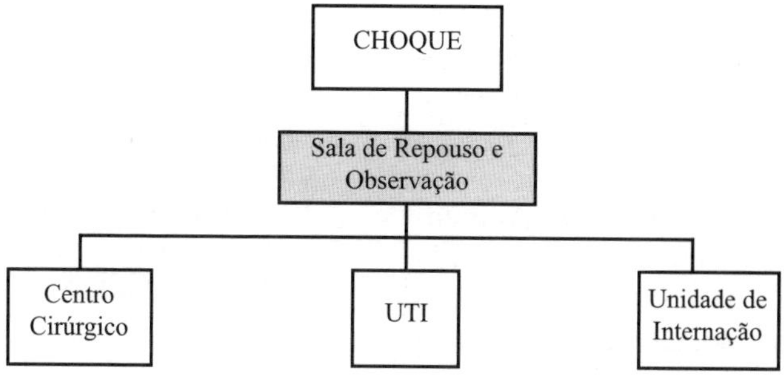

a internação em UTI (necessita de um acompanhamento médico intensivo, com avaliações a intervalos pequenos de tempo, até que esteja hemodinamicamente estabilizado).

O objetivo do atendimento na emergência é o tratamento das alterações hemodinâmicas e a correção do fator desencadeante do choque.

Manifestação da hipoperfusão pelos sistemas orgânicos

Sistema	Sintomas/Sinais
Sistema Nervoso Central	Mudanças no padrão mental
Cardiovascular	Aumento ou diminuição da pressão sangüínea Aumento ou diminuição da freqüência cardíaca Arritmias Dor torácica
Respiratório	Taquipnéia/Dispnéia
Renal	Oligúria/Anúria
Pele	Fria, úmida, manchada, cianótica, ruborizada

Fazem parte do tratamento:

a) avaliações de pulso, pressão arterial, freqüência cardíaca, freqüência respiratória, temperatura, pressão venosa central, volume urinário/minuto, perfusão periférica;

b) coleta de material para análises laboratoriais (gasimetria arterial, dosagem de sódio, potássio, bicarbonato, além de hemoculturas e culturas de material suspeito);

c) administrações de soluções (reposição adequada, segundo as medidas de P, PA, PVC e diurese). O valor da PVC é significativo para o controle de volume administrado. Este é sempre indicado nos estados de choque, a não ser que a PVC esteja alta (acima de 10 cm de água);

d) uso de drogas vasoativas e outras (agem na microcirculação). Baseia-se sempre nas avaliações clínicas e hemodinâmicas, sendo transitório (até que haja estabilidade).

São elas:

1. Noradrenalina, Dopamina, Dobutamina e Adrenalina: Vasoconstritores, com efeito α periférico e β cardíaco. Promovem a elevação da pressão arterial. A dopamina atua sobre os receptores dopaminérgicos específicos renais (aumenta o volume urinário porque melhora a perfusão renal).

2. *Isoproterenol:* Potente efeito inotrópico e cronotrópico (estimulador β-adrenérgico); aumenta o fluxo periférico (produz uma vasodilatação ativa).

3. *Nitroprussiato de sódio:* Aumenta o fluxo capilar efetivo. É pouco usado porque pode agravar o quadro de hipoperfusão, mas associado à Dobutamina apresenta bons resultados. Pode aumentar o débito cardíaco através da redução da resistência periférica. Sua ação é iniciada após 2 a 5 minutos de administração endovenosa.

4. *Cardiotônicos:* Usados quando há necessidade de se aumentar o débito cardíaco e diminuir a freqüência cardíaca.

5. *Diuréticos:* Para prevenção de lesão renal, nos casos de hemólise e hipotensão (Manitol); para inibir a reabsorção de sódio no túbulo proximal e alça ascendente de Henle (Furosemide).

6. *Bicarbonato de sódio:* Usado na correção da acidose metabólica, que deprime as funções cardíaca e renal.

7. *Oxigênio:* Para implementar a oxigenação dos tecidos.

e) cuidados respiratórios: para a manutenção da permeabilidade das vias aéreas.

6.5. Assistência de Enfermagem

É desenvolvida com o objetivo de preservar as funções vitais do paciente e efetivar as ações de correção da causa do choque.

— Manutenção do paciente em decúbito dorsal horizontal, para favorecer a irrigação sangüínea nos diversos órgãos.
— Monitorização cardíaca: para acompanhamento da freqüência e ritmo cardíacos.
— Estabelecimento de uma via de infusão venosa central, com a oferta, para o médico, de material para punção percutânea ou dissecção de veia. Esta veia propicia a mensuração da Pressão Venosa Central, que depende do retorno venoso (volume sangüíneo), da capacidade cardíaca e da pressão no tórax. Os valores normais da mesma, medida a partir do "zero", correspondente ao nível da face anterior do tórax são: de 0 a 5 cm^3 de água. Se medida a partir da parede torácica lateral (linha axilar média): de 5 a 10 cm^3 de água; se medida por transdutor, de 3 a 8 mm Hg.

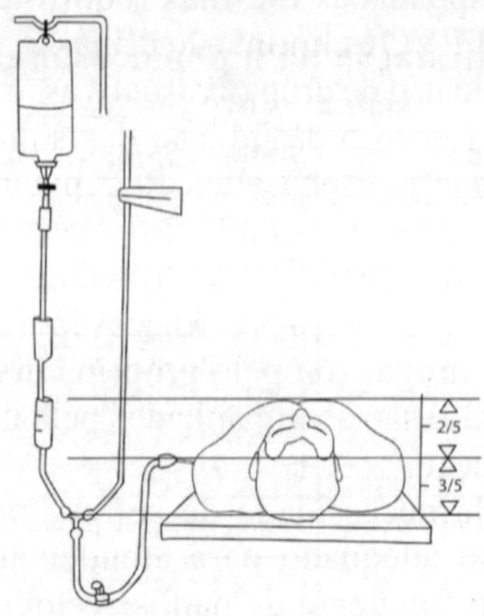

Figura 6.2: "Ponto zero exterior" para a medição da pressão venosa central e posição do aparelho em relação ao paciente.

É recomendável que se estabeleça mais de uma via para infusões endovenosas, pois, assim, as drogas vasoativas podem ser administradas separadamente.

— Coleta de amostras de sangue para exames laboratoriais.
— Exame físico e avaliação do doente para a elaboração do plano de cuidados imediatos.
— Soluções e medicamentos: há sempre uma reposição da volemia nos estados de choque, desde que a Pressão Venosa Central não se encontre elevada. A expansão volêmica favorece o aumento do débito cardíaco e melhora as condições hemodinâmicas, permitindo inclusive que as drogas vasoativas ajam com mais eficiência *(elas não são recomendadas para pacientes hipovolêmicos).*

Pacientes em choque hipovolêmico recebem soluções expansoras (por exemplo, 1 a 5 l de solução cristalóide), devendo ser acompanhados em relação às respostas às mesmas (controles de PA, P, PVC e eliminação urinária).

No uso de drogas vasoativas, o controle rigoroso da infusão das soluções torna-se indispensável. Recomenda-se a utilização de bombas de infusão, para uma administração controlada e constante. As alterações cardíacas induzidas pelas drogas (ou pelo próprio curso da afecção) são acompanhadas pela monitorização.

Há necessidade de se ter um impresso adequado para atender ao registro freqüente de dados: velocidade de infusão da solução (ou gotejamento), pressão arterial e freqüência cardíaca. Esse registro é feito durante todo o atendimento ao paciente e nos períodos subseqüentes à retirada da droga.

O efeito da droga deve ser acompanhado; se a resposta não for a esperada, alterações serão efetuadas: troca da droga ou associação com uma outra. Sua retirada é gradual, a partir do momento em que o quadro clínico se apresenta estável e em que há sinais de equilíbrio hemodinâmico.

— Monitorização da pressão arterial média: por meio da dissecção ou punção da artéria radial, que é ligada a um manômetro aneróide através de um equipo de soro e uma torneira de 3 vias. Uma solução salina heparinizada (100 µ de heparina/ml) é conectada a um dos ramos da torneira e periodicamente utilizada para manter o cateter arterial permeável. Pode ser utilizado um sistema de monitorização da pressão arterial.
— Cateterismo vesical de demora: para controle rigoroso da diurese (volume/minuto). A eliminação urinária é sempre correlacionada à Pressão Venosa Central e outros dados, como a determinação do hematócrito, que traduz a viscosidade sangüínea, do nível plásmático de proteínas e na avaliação da volemia do paciente.
— Sondagem nasogástrica: o paciente em choque pode apresentar distensão gástrica e vômitos, pela diminuição da motilidade gastrintestinal, e está sujeito à aspiração, principalmente por estar deprimido sensorialmente.

6.5.1. Pontos importantes na assistência

• Ventilação/Respiração

Assegurar-se, sempre, de que o paciente está bem ventilado e recebendo o oxigênio necessário. O consumo deste é alto nos estados de choque.

• Alterações cardiológicas

Observar e registrar as alterações eletrocardiográficas para rápida intervenção. Taquicardia sinusal, taquicardia supraventricular, arritmias ventriculares, assistolia e dissociações eletromecânicas são freqüentes em pacientes "chocados".

• Medicamentos

Estar atento a cada tipo de solução administrada: o que contém, o que faz e o resultado esperado. Os efeitos indesejados devem ser conhecidos e identificados com presteza, para se evitar complicações.

• Dados clínicos

Controlar com freqüência a T, a PA, a PVC, a eliminação urinária (para os adultos, são aceitáveis valores superiores a 0,5 ml/minuto) e o hematócrito, correlacionando os dados com a administração de volumes e medicamentos.

• Balanço hídrico

Fazer um balanço hídrico periódico (controle das infusões e drenagens).

• Níveis pressóricos

Manter a pressão arterial em níveis aceitáveis (geralmente com um limite estabelecido para a pressão diastólica), através do uso preciso de drogas, fluidos e outros medicamentos, com uma atuação dirigida para o propósito do tratamento.

Usar as drogas vasoativas com variações até a dose máxima; mas, com a preocupação de trabalhar mais nos seus limites inferiores, associados a outros recursos do tratamento do choque.

• Hipotermia

Controlar a temperatura corporal do paciente, por via retal, utilizando um termômetro de máxima e mínima (álcool), para, precocemente, identificar a hipotermia (temperatura corporal menor que 35 °C), freqüente nos estados de choque. Aquecer o paciente, dando especial atenção à região torácica.

• Recursos

Ter na área de atendimento todo o material, equipamento e medicamentos em disponibilidade para quaisquer intercorrências.

• Transferência

Preparar, durante o tempo de permanência do paciente na Sala de Repouso e Observação, a sua transferência para outra unidade, sem contudo deixar de se empenhar para que todas as medidas de correção do choque sejam efetivadas pela equipe, de modo sistematizado e sem improvisações.

• Transfusão sangüínea

— Verificar a prescrição médica.
— Checar a identificação do paciente com a registrada na "bolsa" que contém o sangue.
— Controlar os sinais vitais do paciente antes da transfusão (não iniciar a transfusão na presença de hipertemia).
— *Administrar o sangue em via exclusiva* (utilizar dispositivos intravenosos de grande calibre, para que não haja hemólise).
— Observar o paciente durante a transfusão com o objetivo de identificar quaisquer reações anormais (particularmente durante os primeiros quinze minutos).
— Verificar os sinais vitais aos 15 minutos de transfusão e, a seguir, a cada hora, até uma hora após a administração do sangue.

As manifestações clínicas de reações agudas indesejadas durante a transfusão são:

— calafrio, febre, dor lombar, rubor, taquicardia, taquipnéia, hipotensão, colapso vascular, hemoglobinúria, hemoglobinemia, sangramento, falência renal aguda, parada cardíaca *(reação hemolítica aguda,* causada por incompatibilidade sangüínea);
— calafrio súbito e febre, cefaléia, rubor, ansiedade, dor muscular *(reação febril, não-hemolítica,* causada por sensibilização a componentes sangüíneos);
— rubor, prurido, urticária *(reação alérgica,* causada por proteínas do plasma);
— ansiedade, urticária, dificuldade respiratória, dor torácica, dificuldade de deglutição, cianose progressiva, choque, parada cardíaca *(reação anafilática,* causada pelo desenvolvimento de anticorpos);
— tosse, dispnéia, congestão pulmonar, cefaléia, hipertensão, taquicardia, distensão das vias do pescoço *(sobrecarga circulatória,* causada por administração de volume sem acomodação da circulação);
— calafrios, hipertermia, vômitos, diarréia, hipotensão, choque *(sepsis,* causada por transfusão contaminada).

Diante da identificação de qualquer reação:

• *interromper imediatamente a transfusão;*

• manter a via venosa com uma solução salina (soro fisiológico);

• controlar os sinais vitais e iniciar o tratamento prescrito;

• checar, novamente, os dados sobre o material transfundido;

• colher material para exames de laboratório;

• encaminhar a "bolsa" de sangue, *com o equipo,* para o Banco de Sangue;

• registrar a reação, descrevendo-a objetivamente.

Cuidados em relação ao sangue a ser transfundido:

1. Não "estocar" sangue e derivados na unidade, mesmo que seja em refrigerador.
2. Não deixar o sangue fora do refrigerador do Banco de Sangue por mais que 30 minutos antes da transfusão.
3. Não aquecer o sangue em microondas, banho-maria, água quente corrente ou submerso na mesma. Pode haver hemólise, que provoca grave reação. O aquecimento deve ser feito em condições apropriadas (até 38 °C), no próprio Banco de Sangue ou durante a infusão, através de sistemas monitorizados.
4. Não administrar o sangue com equipo sem filtro específico.
5. Não administrar uma unidade de sangue em período maior que 4 horas.

6.6. Complicações do Choque

6.6.1. Insuficiência respiratória

Causa comum de morte nos estados prolongados de choque. As múltiplas transfusões sangüíneas, a toxicidade do oxigênio, as embolias gordurosas e a septicemia têm sido apontadas como causas freqüentes da insuficiência respiratória. Ocasionam o chamado pulmão de choque ou a síndrome do desconforto respiratório do adulto.

6.6.2. Insuficiência renal

A redução do fluxo renal provoca a necrose tubular aguda.

6.6.3. Coagulação intravascular disseminada

Com a acentuada isquemia tissular, as células liberam toxinas que aumentam a permeabilidade capilar, predispondo à coagulação intravascular e deprimindo as respostas às catecolaminas. Os trombos se formam espontaneamente nos pequenos vasos de alguns órgãos e, nessa formação, consomem alguns fatores de coagulação. A trombose capilar contribui para a progressão do choque e reduz ainda mais o fluxo sangüíneo; cada fator intenstifica, assim, a gravidade do anterior.

6.7. Conclusão

Uma função especial deve ser desempenhada pela equipe na assistência ao paciente em choque: o controle e o tratamento constantes nas vinte e quatro horas, com uma atitude de dedicação integral e com um alto sentido de trabalho em conjunto.

Os pacientes em choque necessitam de um alto nível de cuidados de enfermagem, de um sofisticado monitoramento e de uma terapêutica precisa e específica para cada tipo de evento *(daí a precoce transferência para uma UTI).*

É necessário lembrar que a imobilidade do paciente, dadas as condições de instabilidade hemodinâmica, pode provocar precocemente o aparecimento de úlcera de pressão ou decúbito (escaras), que precisa ser prevenida.

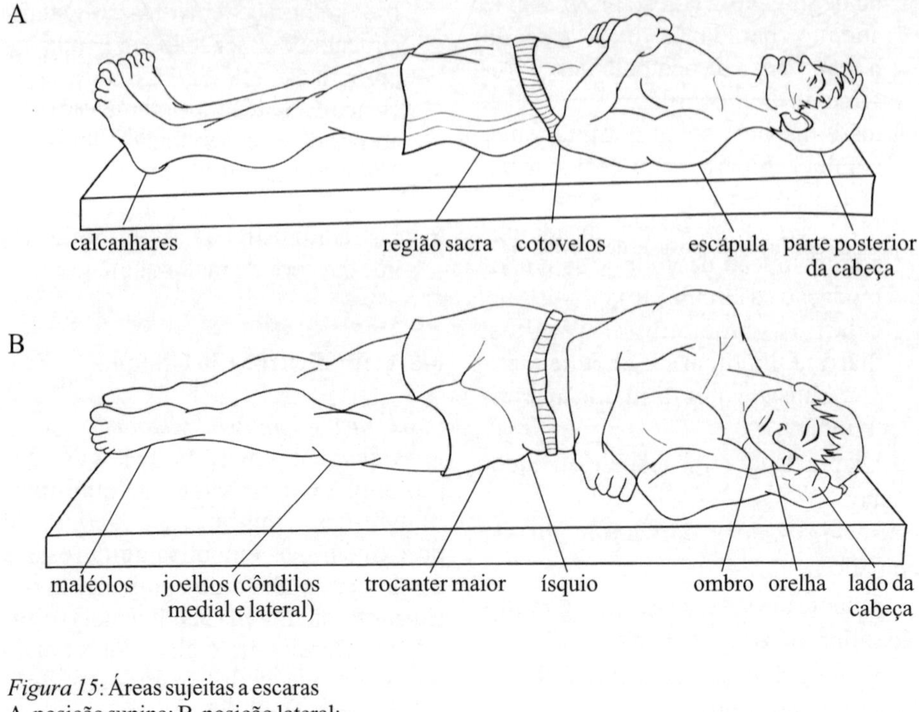

Figura 15: Áreas sujeitas a escaras
A. posição supina; B. posição lateral;.

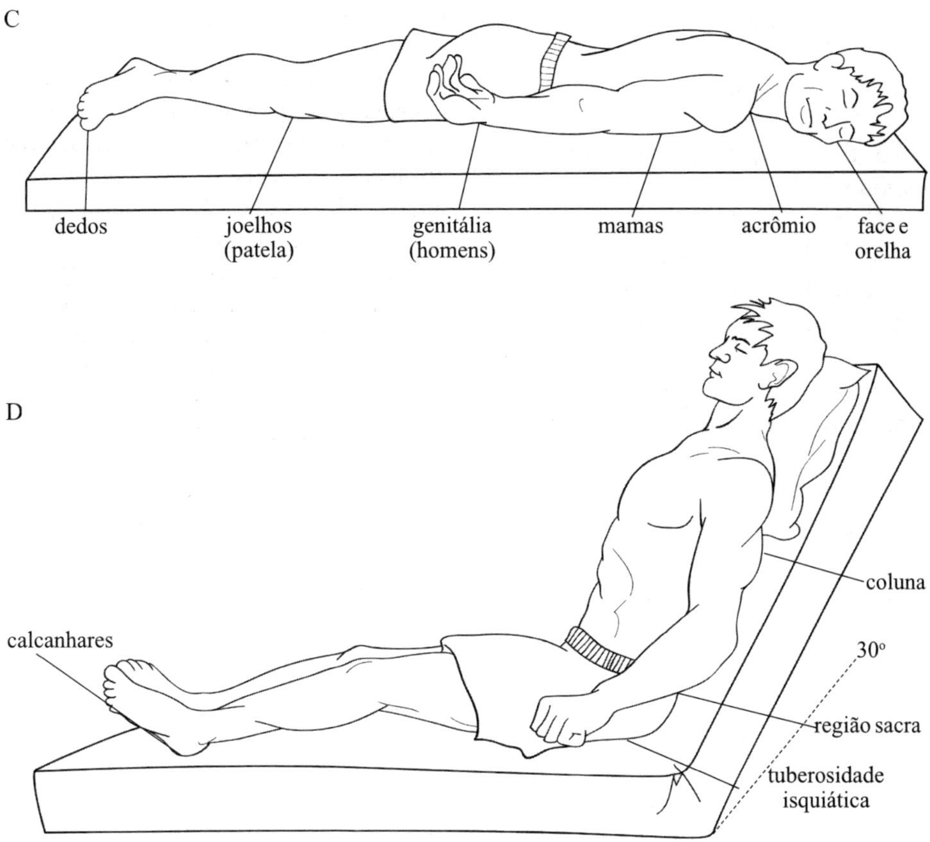

Figura 15: Áreas sujeitas a escaras.
C. posição de bruços; D. posição de Fowler.

Referências Bibliográficas

1. DIAS, M. D. A. Choque. In MORAES, I. N. *et al. Residente de Cirurgia,* São Paulo, ROCA, 1992, p. 209-12.
2. HOLDER, C.; ALEXANDER, J. A new and improved guide to I. V. Therapy. *Am. J. Nurs., v.* 90, nº 2, p. 43-7, 1990.
3. GOMES, A. M. *Enfermagem na Unidade de Terapia Intensiva.* 2ª ed., São Paulo, E.P.U., 1988, cap. 14, p. 163-76: Choque.
4. HOWARD, P.; EISENBERG, P. G.; GIANINO, M. S. Dressing a central venous catheter: a better way. *Nursing,* v. 22, nº 3, p. 60-1, 1992.
5. McCORMAC, M. Managing hemorrhagic shock. *Am. J. Nurs.,* v. 90, nº 8, p. 22-7, 1990.
6. METHENY, N. Why worry about I.V. Fluids? *Am. J. Nurs.,* v. 90, nº 6, p. 50-5, 1990.
7. NATIONAL BLOOD RESOURCE EDUCATION. Program's Nursing Education Working Group. Preventing and Managing Transfusion Reactions. *Am. J. Nurs.,* v. 91, nº 6, p. 48-50, 1991.
8. OKUMURA, Y. Transfusão de sangue, *in* MORAES, I. N. *et al. Residente de Cirurgia,* p. 213-6. São Paulo, ROCA, 1992
9. ____________ Normas técnicas em hemoterapia, *in* MORAES, I. N. *et al. Residente de Cirurgia,* São Paulo, ROCA, 1992, p. 217-22.
10. JONES, K. Shock, *in* Clochesy J. M. *et al.* Critical Care Nursing, 2ª ed., p. 1371-1379, W. B. Saunders Company, Philadelphia, Pensylvania, 1996.
11. BAKER, C. F. Acid-Base Physiology, *in* Clochesy, J. M. *et al.* 2ª ed., p. 583-600, W. B. Saunders Company, Philadelphia, Pennsylvania, 1996.
12. AKAMINE, N. *et al.* Fisiopatologia dos Estados de Choque, *in* Knobel, E. Condutas no Paciente Grave, 3ª ed., p. 3-16, Atheneu, RJ, 2007.
13. KNOBEL, E. *et al.* Choque Cardiogênico, *in* Knobel, E. Conduta no Paciente Grave, 3ª ed., p. 47-56, Atheneu, RJ, 2007.

Capítulo 7

Trauma

O trauma tem sido a causa de morte de um número bastante elevado de pacientes (adultos e crianças), devido ao constante aumento dos acidentes no trânsito, nas indústrias, nas construções, no lar e nos esportes, além das agressões. Grande parte dos leitos hospitalares é hoje ocupada por pacientes acidentados, e muita modificação tem sido introduzida no tratamento dos mesmos: o processo terapêutico gira em torno das causas e conseqüências dos traumatismos.

"Os ferimentos no trauma são dependentes da causa (choque, pancada, tiro, batida, calor, irradiação etc.), da própria constituição do objeto causador (tamanho, superfície, consistência), da energia cinética transportada, da localização no corpo e, finalmente, da capacidade de resistência dos tecidos atingidos."

As conseqüências de um traumatismo podem ser *locais* e *gerais*. Entre as *gerais*, estão: perda de volume, choque traumático, choque irreversível e morte; entre as *locais*: lesões de tecidos e destruição dos mesmos, com o perecimento celular. A morte pode ser imediata se o traumatismo atingir órgãos ou sistemas vitais, como o cérebro, o coração e os grandes vasos.

Os efeitos tardios do trauma apresentam-se como alterações circulatórias, metabólicas e comprometimento de órgãos à distância. Alterações neuroendócrinas, hemodinâmicas e metabólicas constituem a chamada "reação metabólica ao traumatismo".

O trauma pode levar à hipovolemia, à dor, à anóxia dos tecidos (baixa perfusão), ao baixo débito cardíaco, à acidose metabólica e à infecção. Destas alterações, as que maiores repercussões trazem ao organismo são as hemodinâmicas, presentes já na fase aguda do trauma.

O primeiro atendimento ao traumatismo visa à manutenção da circulação do cérebro e do coração, mesmo em detrimento de outros órgãos e sistemas. Isto representa a manutenção da volemia e da perfusão seletiva aos órgãos vitais, ainda que haja a diminuição do débito cardíaco.

A morbidade e a mortalidade no trauma têm sido reduzidas em função do rápido atendimento pré-hospitalar (cuidados apropriados e imediato transporte da vítima). Na realidade, a primeira avaliação do doente é essencial para estabelecer as prioridades do tratamento.

Alguns itens podem ser observados em um primeiro exame do paciente:

— *vias aéreas* (livres/abertas). Algumas condições indicam anormalidade: respiração ruidosa e superficial; estertores; cianose; batimento de asas do nariz; uso de musculatura acessória; inabilidade para falar; salivação; ansiedade; queda do nível de consciência; traumas faciais.

— *respiração* (presente e efetiva). Condições que indicam anormalidade: movimentação assimétrica do tórax; ausência, diminuição ou inadequação dos ruídos respiratórios; lesões abertas no tórax; lesões fechadas no tórax; dispnéia; cianose; freqüência respiratória menor que 8 a 10/minuto ou maior que 40/minuto; uso de musculatura acessória; lesões de traquéia; distenção de veias do pescoço.

— *circulação* (presença dos grandes pulsos/presença de hemorragia externa). Condiçoes que indicam anormalidade: pulso fraco com freqüência maior que 120 batimentos/minuto; palidez; pressão sangüínea menor que 90 mm Hg; preenchimento capilar maior que 2 segundos; queda do nível de consciência; distensão das veias do pescoço.

— *Inconsciência* (condições neurológicas/diâmetro pupilar, igualdade e reação à luz). Condições que indicam anormalidade: agitação e escore alterado na escala de coma de Glasgow.

No atendimento ao paciente, então, os cuidados gerais estão voltados para a resolução das alterações da função pulmonar, para a manutenção das condições cardiocirculatórias e, em seguida, para as lesões específicas em ordem de importância. Deve-se garantir uma via aérea permeável e uma via venosa que permita a administração de grandes volumes, rapidamente. Na realidade, o que se procura é o afastamento do perigo de vida imediato. Isto muitas vezes implica o estabelecimento do tratamento antes do diagnóstico. Por exemplo, inicia-se o tratamento da hipovolemia sem o conhecimento profundo do componente físico que a está produzindo.

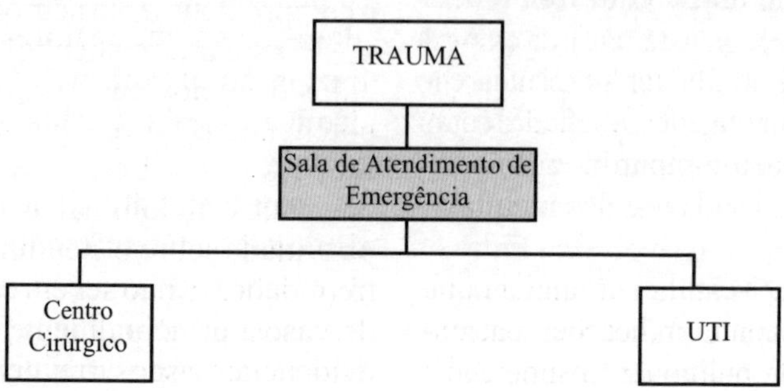

A conduta terapêutica inicial baseia-se numa rápida avaliação médica e julgamento das perturbações que resultam em risco de vida: análise do grau de oxigenação (ventilação e circulação) e detecção de lesões do Sistema Nervoso Central (nível de consciência e movimentação dos membros).

Se um paciente apresenta ferimentos em pelo menos duas regiões do corpo, que exigem, cada um deles, um tratamento hospitalar, é identificado como um politraumatizado. As combinações mais freqüentes são lesões de crânio e tórax e, as mais raras, as de tórax e abdome. A mortalidade aumenta sensivelmente com o número de ferimentos.

Um paciente com trauma, apresentando lesões intra-abdominais ou fratura pélvica pode ser beneficiado, no primeiro atendimento, com o uso da chamada "vestimenta antichoque" ("PASG" = "pneumatic antishoc garment"), principalmente se estiver hipovolêmico. É uma roupa com compartimentos infláveis (abdome e membros inferiores) que, quando utilizada, melhora a resistência vascular periférica e, conseqüentemente, a pressão arterial. Além disso, como função secundária, imobiliza os segmentos corporais fraturados, facilitando a movimentação do paciente (não é usada com freqüência em nosso meio).

Quando as condições se tornam estáveis, a vestimenta é desinsuflada lentamente (primeiro o compartimento abdominal e, depois, cada um dos membros inferiores).

O uso da vestimenta antichoque ("PASG") tem contra-indicações: pacientes com edema pulmonar, insuficiência cardíaca esquerda, rutura de diafragma e lesões expostas de abdome ou membros inferiores.

Se o paciente apresenta desconforto respiratório durante o período de enchimento da vestimenta, a mesma deve ser desinsuflada imediatamente.

7.1. Atendimento na Unidade

O paciente traumatizado deve ser atendido na Sala de Atendimento de Emergência.

Precocemente, para sua segurança, é encaminhado à Unidade de Terapia Intensiva, onde estará sujeito a um acompanhamento mais restrito, a uma vigilância contínua e a uma investigação pronta e eficaz para prever e prevenir as complicações.

O objetivo do atendimento é interromper, em tempo hábil, as condições de desequilíbrio funcional que levam o paciente à morte.

O atendimento bem organizado, com pessoal habilitado e treinado, apto a reconhecer as perturbações que trazem risco de vida, produz respostas desejáveis no tratamento de emergência.

À chegada do paciente já se identifica o grau de instabilidade cardiorrespiratória, a lesão que deve ter imediata correção (por exemplo, um hemotórax) e o comprometimento neurológico.

Concomitantemente, são estabelecidos os meios que visam a impedir a potencialização das perturbações das funções vitais. Lesões de crânio e nas cavidades abdominal e torácica têm prioridade sobre o atendimento das extremidades (a não ser em caso de lesões de vasos, principalmente artérias, que evidenciam riscos irreversíveis).

As providências imediatas a serem tomadas são:

1. *No caso de parada cardiorrespiratória:* massagem cardíaca externa e ventilação. Procura-se a normalização das funções respiratória e cardiocirculatória num curto período de tempo.
2. *Nas hemorragias:* administração de volume. Pelo menos temporariamente, as perdas poderão ser compensadas por soluções eletrolíticas, ainda que diminuam a viscosidade do sangue: até um hematócrito ao redor de 30%, não há risco.
3. *Nos traumatismos cranienceféálicos:* intubação endotraqueal e início da ventilação artificial; acesso venoso, preferencialmente central.
4. *Nos traumatismos torácicos:* se necessário, punção exploratória e drenagem pleural fechada, à altura do 7º — 9º espaço intercostal (hemotórax); punção e drenagem no 2º ou 3º espaço intercostal (pneumotórax); intubação endotraqueal e ventilação artificial; encaminhamento ao Centro Cirúrgico para exploração cirúrgica (ferimentos torácicos perfurantes); punção pericárdica (tamponamento cardíaco).
5. *Nos traumatismos do abdome:* encaminhamento ao Centro Cirúrgico (ferimentos perfurantes e hemorragias maciças); lavagem peritoneal.
6. *Nas fraturas:* imobilização e combate ao eventual choque hipovolêmico.

Após as medidas mais agressivas e imediatas, alguns pacientes podem ser submetidos a estudos radiológicos (imagem), para elucidação diagnóstica (fraturas e outras lesões). É importante salientar que o paciente deve ser muito bem preparado para as eventuais manipulações e mobilizações nesses procedimentos; há sempre o perigo eminente do agravamento de suas condições.

7.2. Assistência de Enfermagem

7.2.1. Sala de Atendimento de Emergência

O objetivo da assistência de enfermagem é oferecer condições seguras para o atendimento ao paciente e contribuir para a restauração das estruturas danificadas.

• Recebimento do paciente na Sala de Atendimento de Emergência e transferência, em bloco (sem a mobilização de segmentos), para a mesa de exames.

• Retirada da prótese dentária; aspiração ou limpeza da cavidade oral.

• Remoção da roupa; controle de pulsos e pressão sangüínea arterial; monitorização cardíaca.

• Avaliação total e imediata do paciente em áreas vitais, numa seqüência rápida:

— respiratória: presença ou ausência;
— cardiovascular: pulsos palpáveis ou não (radial, carotídeo, femoral e apical);
— neurológica: consciente ou inconsciente; habilidades verbal e motora; diâmetro pupilar/reação à luz.

• Oferta de material para a intubação endotraqueal; fixação do tubo após a insuflação do "cuff"; aspirações de secreção.

• Reanimação cardiorrespiratória.

• Acesso venoso: estabelecimento de vias para a administração de drogas e fluidos (cristalóides e colóides), para mensuração da Pressão Venosa Central (reflete a pressão atrial direita: estado de equilíbrio entre o retorno venoso ao coração, o tônus venoso e a função cardíaca). Pelo menos duas vias venosas devem ser providenciadas para a reposição volêmica, a fim de que a mesma seja assegurada.

• Coleta de amostras de sangue para exames laboratoriais (tipagem, bioquímica, contagem global, gasimetria).

• Oferta e apresentação de material para os procedimentos médicos durante o atendimento (procedimentos invasivos ou não).

• Cateterismo vesical.

• Complementação de curativos, em lesões e áreas de inserção de cateteres e drenos.

• Anotações de enfermagem.

• Preparo do paciente para o encaminhamento ao Centro Cirúrgico ou Unidade de Terapia Intensiva.

Só em condições muito especiais, o paciente é encaminhado à Sala de Observação e Repouso (por exemplo, enquanto um leito para internação é preparado).

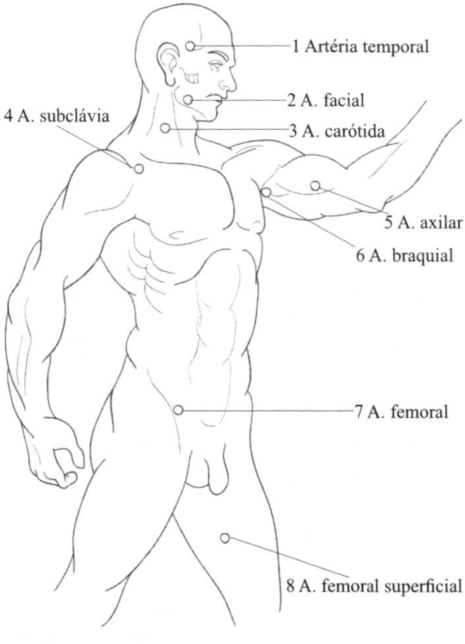

Figura 7.1: Compressão digital dos vasos.

7.2.2. Pontos importantes na assistência

— Havendo necessidade de intubação endotraqueal, cuidado! Os pacientes traumatizados *não devem ser submetidos à hiperextensão do pescoço*. Ocasionalmente, são intubados por via nasotraqueal, prevenindo-se acidentes medulares ou o agravamento dos mesmos.

— A administração de fluidos é prioritária no atendimento ao paciente, pois ajuda no restabelecimento da circulação sistêmica (reposição do volume intravascular e manutenção de um nível adequado de hemoglobina). Essa reposição visa também à manutenção da pressão oncótica plasmática, a correção do pH, a reposição de água e eletrólitos, a restauração da osmolaridade sérica e a provisão de calorias.

— A atividade respiratória deve ser assegurada ao paciente através de uma ventilação livre, com a manutenção das vias aéreas permeáveis. Lembrar que a hipóxia agrava ou produz uma lesão cerebral.

— O encaminhamento de uma amostra de sangue para o Banco de Sangue deve ser feito com urgência, para que se tenha logo, em mãos, os volumes necessários para a reposição.

O choque hemorrágico se instala com facilidade, dependendo do volume sangüíneo perdido.

— Nos sangramentos arteriais, a hemostasia provisória pode ser feita, com a compressão digital do vaso ou com o uso da atadura de Esmarch (faixa de borracha).

A compressão digital do vaso, feita próxima ao ferimento ou exatamente sobre o ponto de sangramento, é possível em todas as regiões do corpo em que a artéria é recoberta por delgada camada de tecido mole e pode ser comprimida contra uma resistência óssea.

A atadura de Esmarch pode ser usada no braço ou na perna, em posição proximal relativamente ao ponto de sangramento, com uma pressão não muito forte (apenas o suficiente para estancar o sangramento).

— Na indicação de lavagem peritoneal, apresentar ao médico material para a passagem de cateter de diálise peritoneal (faz parte desse material o trocanter universal, para a punção peritoneal), preparando a área com tricotomia, se for o caso, e uso local de um degermante.

— A curtos intervalos de tempo, proceder a uma sucinta avaliação neurológica: avaliação do estado de consciência; respostas a estímulos dolorosos (significativa ou apropriada; decorticada, descerebrada); diâmetro das pupilas; reflexo pupilar à luz; reflexos motores e Sinal de Babinski (extensão do hálux e desvio lateral dos outros dedos, que se abrem em leque à estimulação da borda lateral da superfícic plantar do pé, através de fricção com um objeto).

Referências Bibliográficas

1. BACHESCHI, L. A. Neurologia para o cirurgião, *in* MORAES, I. N. *et al. Residente de Cirurgia,* São Paulo, ROCA, 1992, p. 276-9.
2. BURRI, C. *et al. Cirurgia do trauma.* São Paulo, E.P.U., 1978, cap. 1, p. 3-26: Ação do traumatismo sobre o organismo: choque traumático.
3. ________ *Cirurgia do trauma.* São Paulo, E.P.U., 1978, cap. 19, p. 319-23: Ferimentos múltiplos: politraumatizados.
4. FUJIMURA, I. Traumatismo abdominal, *in* MORAES, I. N. *et al.* Residente de Cirurgia, p. 482-6, São Paulo, ROCA, 1992.
5. GOMES, A. M. *Enfermagem na Unidade de Terapia Intensiva.* 2ª ed., São Paulo, E.P.U., 1988, cap. 12, p. 147-55: Avaliação do nível de consciência.
6. ________ *Enfermagem na Unidade de Terapia Intensiva.* 2ª ed., São Paulo. E.P.U., 1988, cap. 13, p. 157-61: Assistência de enfermagem ao paciente politraumatizado.
7. HAMILTON, A. Trauma training. *Nurs. Times,* v. 87, nº 2, p. 42-4, 1991.
8. LENAGHAN, N. A. After the trauma ... managing its effects down to the last letter. *Nursing,* v. 22, nº 3, p. 45-8, 1992.
9. LENEHAN, G. P. Emotional impact of trauma. *Nurs. Clin. North. Am.,* v. 21, nº 4, p. 729-40, 1986.
10. PASUT, M. Trauma resuscitation flow sheet. *J. Emerg. Nurs.,* v. 18, nº 2, p. 148-51, 1992.
11. POLLARA, W. Resposta metabólica ao trauma, *in* MORAES, I. N. *et al. Residente de cirurgia,* p. 145-51, São Paulo, ROCA, 1992.
12. SEGATORE, M.; WAY, C. The Glasgow coma scale: time for change. *Heart Lung,* v. 21, nº 6, p. 548-57, 1992.
13. KLEIN, D. G. Patients with Trauma, *in* Clochesy, J. M. *et al.* Critical Care Nursing 2ª ed., p. 1335-1356, W. B. Saunders Company, Philadelphia, Pennsylvania, 1996.
14. UTIYAMA, E. M. *et al.* Politraumatismo, *in* Knobel, E. Condutas no Paciente Grave, 3ª ed., p. 827-840, Atheneu, RJ, 2007.
15. BRANDT, R. A *et al.* Traumatismo Craniencefálico, *in* Knobel, E. Condutas no Paciente Grave, 1ª ed., p. 855-876, Atheneu, RJ, 2007.
16. BARROS, C. G. *et al.* Cuidados de Enfermagem ao Paciente Politraumatizado e Queimado, *in* Knobel, E. Conduta no Paciente Grave, 3ª ed., p. 1565-1578, Atheneu, RJ, 2007.

Capítulo 8

Grande Queimado

8.1. Conceito

"Queimadura é uma lesão local dos tegumentos, causada pelo calor, e com repercussão em todo o organismo, no sentido de uma agressão contra a homeostase."

A intensidade de uma queimadura é determinada pela temperatura e pelo tempo em que o calor agiu sobre o corpo.

A morte dos tecidos, provocada pela queimadura, é precedida por um estágio de perturbação da circulação sangüínea e

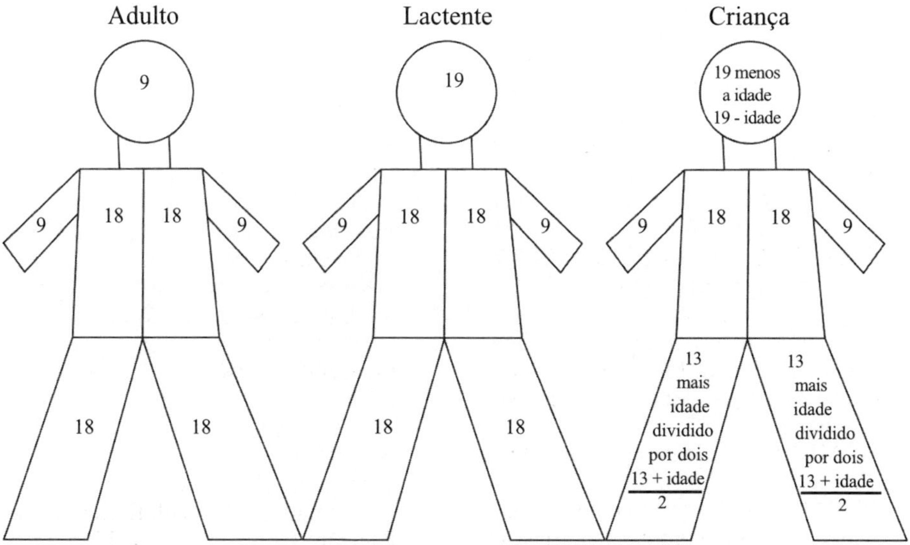

Figura 8.1: Regra dos nove (Pulaski e Wallace).

Quadro estimativo de áreas de queimaduras, segundo Lund e Browder

Área / Idade	Bebê	1	5	10	15	Adulto
Cabeça	19	17	13	11	9	7
Pescoço	2	2	2	2	2	2
*Tronco anterior	13	13	13	13	13	13
**Tronco posterior	13	13	13	13	13	13
Nádegas	5	5	5	5	5	5
Genitália	1	1	1	1	1	1
Braços	8	8	8	8	8	8
Antebraços	6	6	6	6	6	6
Mãos	5	5	5	5	5	5
Coxas	11	13	16	17	18	19
Pernas	10	10	11	12	13	14
Pés	7	7	7	7	7	7
Total	100	100	100	100	100	100

*sem pescoço e genitália.

** sem pescoço e nádegas.

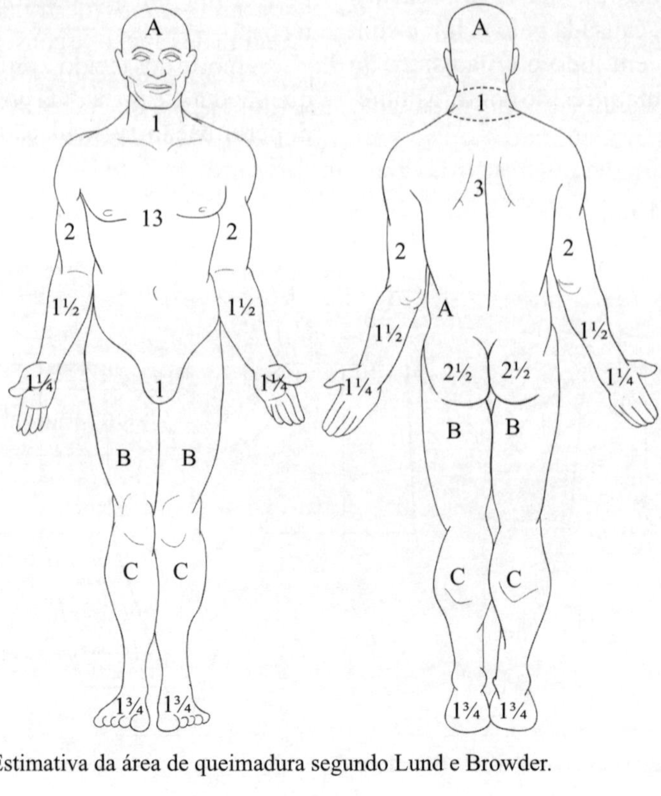

Figura. 8.2: Estimativa da área de queimadura segundo Lund e Browder.

linfática. O edema é atribuído ao aumento da permeabilidade capilar; havendo, portanto, uma diminuição do volume plasmático.

Ocorrem, então, numa primeira fase, alterações fisiopatológicas: diminuição do volume circulante (a perda é maior nas primeiras 4 horas em relação à perda total do 1º dia), aumento da viscosidade sangüínea, diminuição das proteínas do sangue, queda da pressão oncótica (colóido-osmótica), seqüestração de proteína, sódio e água pelos edemas, perturbação no conteúdo eletrolítico e desidratação nos espaços intersticiais.

8.2. Avaliação e Tratamento da Queimadura

a) Quanto à extensão

A extensão é representada pela porcentagem da área corporal queimada. Um método prático, que oferece uma boa aproximação na avaliação da extensão da queimadura é a "Regra dos Nove" (Wallace e Pulaski): atribui a cada segmento corporal o valor 9 ou múltiplo deste, para o adulto.

Um outro método para calcular a extensão da queimadura, mais preciso, é o de Lund e Browder, que leva em consideração a idade do paciente (uma queimadura pode ser mais ou menos extensa, percentualmente, com a variação da idade).

Ainda, a mão espalmada do doente serve como unidade para medir a superfície corpórea em percentagem. Ela tem praticamente 1% da superfície corpórea.

b) Quanto à profundidade;

1º grau: *vermelhidão* (são atingidas as camadas superficiais).

2º grau: *bolhas* (destruição parcial; a estrutura dos anexos é conservada);

3º grau: *necrose* (destruição total; a pele apresenta-se branca ou chamuscada). *As queimaduras de 3º grau não são dolorosas; a sensibilidade é destruída.*

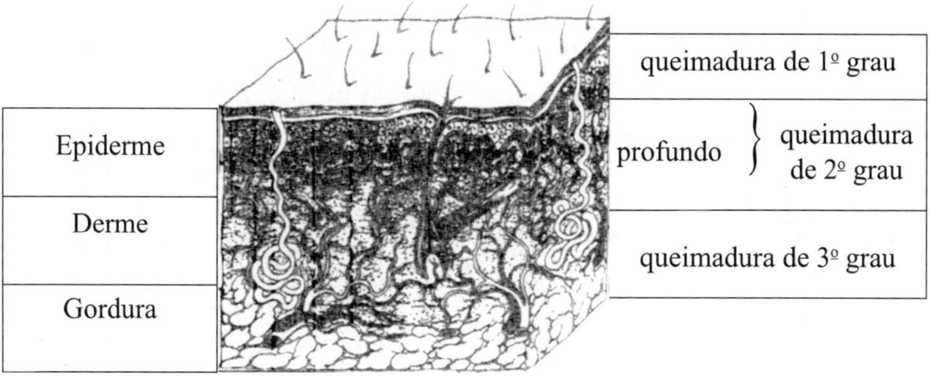

Figura 8.3

c) Quanto à etiologia

Simples: o agente da queimadura é de pequena intensidade e o tempo de atuação é reduzido.

Complexas: quando as lesões são causadas pela ação térmica e pela atuação de outros agentes agressivos (corrente elétrica, por exemplo).

Tratamento: basicamente apoiado na terapia de substituição do volume, controle das perturbações metabólicas, combate à dor, sedação c imunização antitetânica.

O prognóstico de uma queimadura depende de algumas condições: a extensão da lesão, a profundidade da queimadura, a idade do paciente (pior nas idades mais avançadas), as afecções preexistentes (doenças cardiopulmonares, renais, hepáticas, por exemplo, agravam-no) e o espaço decorrido entre o trauma e o início da terapia.

As alterações locais produzidas pela queimadura dão origem a outras, gerais, que variam segundo a extensão, profundidade, localização e agente causador da lesão. São: insuficiência respiratória aguda, embolia pulmonar, choque, infecção, insuficiência renal.

8.3. Atendimento na Unidade

Com ênfase aos casos mais graves e que necessitam de internação. São as crianças de até 5 anos os pacientes mais freqüentes. O atendimento é feito na Sala para Procedimentos Cirúrgicos e, *durante pequeno período,* na Sala de Isolamento.

O objetivo no primeiro atendimento é prevenir as complicações e melhorar o prognóstico.

À chegada do paciente, é feita uma avaliação das condições da queimadura (extensão e profundidade) e a identificação do agente causador, ao lado da pesquisa de outros traumatismos associados.

A equipe que cuidará do paciente usará técnica cirúrgica, paramentando-se: gorro e máscara, avental e luvas esterilizados.

O paciente deve receber, prontamente, um cateter na veia cava superior (a substituição de volume é certa) e, em caso de agitação e dor, sedação (geralmente, com derivados da morfina). A dor é mais intensa nas queimaduras superficiais e uma conseqüência da exposição das terminações nervosas. Nas queimaduras de 2º grau a dor é atenuada (há destruição parcial das terminações nervosas).

A reposição volêmica é imediata: há hipovolemia (perda de fluidos para a formação do edema, para os tecidos e pela secreção da ferida); conseqüentemente, perda de proteínas, eletrólitos e água. Imediatamente após o trauma, há vasoconstrição, provocada pela liberação de catecolaminas. *A possibilidade de choque hipovolêmico é grande.*

E muito difícil a avaliação da perda de fluidos, que provoca rapidamente uma elevação da viscosidade sangüínea, uma queda da pressão oncótica e modificações significativas do conteúdo aquoso e eletrolítico.

Soluções eletrolíticas balanceadas ou soluções coloidais são administradas, pelo menos para suprir as eventuais per-

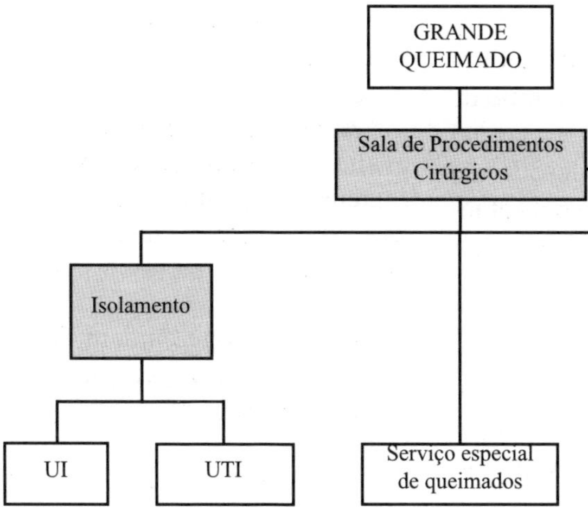

das. O cálculo aproximado desse volume a ser administrado nas primeiras 48 horas é:

• 3 ml x peso do paciente (em Kg) x % de área queimada.

O cálculo do volume a ser administrado está indicado para queimaduras de até 50% de área corporal. Se houver queimaduras de área corporal maior que 50%, mantém-se o cálculo de reposição volêmica para até 50%, mesmo. Apóia-se isto no fato de que o organismo não consegue seqüestrar mais do que 50% do líquido circulante.

Do volume obtido: 1/4 de colóides e 3/4 de solução cristalóide, sendo: nas primeiras 8 horas, 1/3 do volume total dos cristalóides; nas 16 horas seguintes, 1/3 do volume total de cristalóides e 1/2 dos colóides; e nas 24 horas posteriores, 1/3 do volume total dos cristalóides e 1/2 dos colóides (regra de Evans).

É contra-indicada a administração de colóides nas primeiras 8 horas: o intenso aumento da permeabilidade vascular promoveria a sua saída para o espaço intersticial, agravando o edema.

Tratamento local da queimadura: curativo local (método da oclusão e da exposição), com cuidadosa manipulação da área, prevenindo contaminação e propiciando meios, para que haja a epitelização rápida. *É muito importante que a unidade tenha um protocolo para o 1º atendimento ao queimado!*

A área é limpa com soro fisiológico e sabão líquido neutro (auxílio de pinças, tesouras e gazes), havendo a retirada dos tecidos necrosados ou desvitalizados, corpos estranhos e eventuais "medicações" já aplicadas (pomadas, pastas, remédios caseiros etc.). As vesículas íntegras podem ou não ser ressecadas, de acordo com a corrente defendida pelo serviço (há os que defendem a ressecção das mesmas, "alegando que quanto maior a coleção de líquidos dentro das vesículas, maior a área de descolamento, tornando mais vulnerável o rompimento espontâneo com perda real de líquidos; há os que defendem a manutenção das vesículas íntegras, "alegando que a drenagem espolia o paciente e expõe a área queimada à infecção").

As queimaduras em pés, mãos e membros, assim como as de 3º grau devem ser protegidas com curativo fechado.

Após a limpeza, a área é coberta com gazes de *rayon* ou morim (não aderem à área queimada), embebidas em soro fisiológico (área queimada e aproximadamente 10 cm de pele íntegra adjacente), seguida de uma cobertura com gaze de rolo (em "vaivém"). A gaze de rolo é recoberta com algodão hidrófilo em distribuição circular e uniforme ("permite a absorção da secreção que drena através da 2ª camada do curativo; promove a compressão uniforme da área queimada, reduzindo a dor"), que a seguir é fixado com atadura de crepom.

Em situações especiais, como nas queimaduras de boca e face, o paciente poderá ser intubado ou até traqueotomizado.

Na fase posterior à limpeza das lesões e, quase sempre com o paciente já transferido da Unidade de Emergência, é instalada a terapêutica antimicrobiana tópica das queimaduras. Os agentes mais comuns são:

— Acetato de mafenide ("Sulfamylon");
— Sulfadiazine prata ("Silvadene");
— Nitrato de prata;
— Ácido acético;
— Hipoclorito de sódio (desbridamento de enxertos).

8.4. Assistência de Enfermagem

O objetivo da assistência de enfermagem é proporcionar recursos para prevenir e atenuar as complicações e amenizar as condições de desconforto do paciente.

8.4.1. Sala de Procedimentos Cirúrgicos

• Recebimento do paciente que, normalmente, pelas condições traumáticas a que foi exposto, tem medo e ansiedade, está irritado e deprimido, além de apresentar dor.

• Revestir a mesa com campo cirúrgico esterilizado e remover o paciente para a mesma, já desprovido de roupas e outros objetos de uso pessoal.

• Avaliar com o médico a queimadura, estabelecendo a percentagem de área lesada e a profundidade das lesões.

• Controlar os parâmetros cardiocirculatórios: pressão arterial (se houver condições), pulso e enchimento capilar (perfusão periférica).

• Preparar e oferecer à equipe: gorros, máscaras, aventais e luvas.

• Apresentar material para o estabelecimento de um acesso venoso central ou puncionar uma veia periférica calibrosa. Determinar a Pressão Venosa Central, se possível.

• Intervir com presteza no combate à dor e à hipovolemia, administrando as drogas e soluções prescritas.

• Colher amostra de sangue para exames laboratoriais (Osmolaridade, Na, K, Cl, Ca, uréia, creatina, albumina do soro).

• Apresentar o material para a limpeza e tratamento da área queimada. O soro fisiológico pode ser colocado em bacia inoxidável esterilizada, apoiada em suporte próprio.

• Ajudar o médico nos procedimentos e na execução dos curativos.

• Preparar o paciente para o encaminhamento à Sala de Isolamento ou Centro Cirúrgico. Alguns pacientes com extensas áreas queimadas podem receber o tratamento sob anestesia, no Centro Cirúrgico.

8.4.2. Sala de Isolamento

• Acomodação do paciente no leito, previamente preparado com campos e lençóis esterilizados (toda área queimada, exposta deve estar em contato com roupa de cama esterilizada).

• Cateterismo vesical de demora, para o controle do volume urinário horário.

• Controle, pelo menos horário, da Pressão Venosa Central, da pressão arterial, do pulso e da respiração. A PVC deve ser sempre avaliada em conjunto com a eliminação urinária.

• Adequada ventilação e oxigenação (máscara facial ou cateter), através da manutenção da permeabilidade das vias aéreas *(pacientes em ventilação mecânica devem ser encaminhados diretamente para a UTI).*

• Avaliação periódica do nível de consciência do paciente, associada aos sinais de choque ou insuficiência respiratória aguda.

• Administração das soluções prescritas. A velocidade de infusão deve estar relacionada à eliminação urinária, ao hematócrito (medida da viscosidade sangüínea), à Pressão Venosa Central.

• Efetivação do esquema de imunização antitetânica (imunização passiva: Imunoglobulina Humana Antitetânica 250 U, ou soro antitetânico).

• Preparo do paciente, para ser encaminhado a outra unidade da instituição ou a um serviço especializado em tratamento de queimados (serviço de referência).

8.4.3. Pontos importantes na assistência

— Estabelecimento de *isolamento reverso ou protetor.*

— *Vigilância contínua e detecção precoce* dos sinais de choque: alterações da perfusão periférica, acidose metabólica ou respiratória, alterações do pulso, baixa excreção urinária (inferior a 25 ml/h).

— *Avaliação periódica* e sistematizada das condições respiratórias. A insuficiência respiratória pós-trauma é freqüente nos médios e grandes queimados, e de instalação súbita. Queimadura de face e pescoço podem produzir a obstrução das vias aéreas superiores, pela presença do edema. A destruição de tecidos pelas queimaduras pode provocar, ainda na fase aguda, embolia pulmonar.

O paciente pode ter inalado "fumaça" e apresentar, precocemente sinais e sintomas de lesão pulmonar (destruição ou danos no sistema ciliar, pneumonias químicas, atelectasias, destruição das proteínas celulares).

Os sinais e sintomas são:

1. carboxihemoglobina > 10% (queimadura em área correlata às vias respiratórias);

2. respiração ofegante (queimadura de tórax, face ou pescoço);

3. rouquidão (irritação ou queimadura leve nas vias aéreas superiores);

4. dificuldades à respiração profunda (resíduos fuliginosos no sistema respiratório);

5. alteração do nível de consciência (escarro com material carbonáceo).

— *Aquecimento do paciente:* Durante o atendimento inicial, protegê-lo com campos cirúrgicos esterilizados. Na Sala de Isolamento, a sustentação de lençóis e cobertores é feita com arco de proteção, que recebe como primeira peça um campo cirúrgico esterilizado.

— *Transferência do paciente:* sem perda de tempo, visando à melhor assistência, direcionada para a sua recuperação precoce, com o mínimo de seqüelas e, eventualmente, sem complicações.

Referências Bibliográficas

1. BURRI, C. *et al. Cirurgia do trauma.* São Paulo, E.P.U., 1978, cap. 4, p. 47-58: Lesões tissulares causadas pelo calor.
2. MARIANI, U. Tratamento das queimaduras na fase aguda, *in* MORAES, I.N. *et al., Residente de Cirurgia,* p. 345-50, São Paulo, ROCA, 1992.
3. MENEZES, E. L. M. de; SILVA, M. J. da. *A Enfermagem no tratamento dos queimados,* São Paulo, E.P.U., 1988.
4. BARROS, C. G. *et al.* Cuidados de Enfermagem ao Paciente Politraumatizado e Queimado, *in* Knobel, E. Condutas no Paciente Grave, 3ª ed., p. 1565-1578, Atheneu, RJ, 2007.
5. CAINE, R.M. Patients With Burns, *in* Clochesy, J. M. *et al.* Critical Care Nursing, 2ª ed., p. 1279-1301, W. B. Saunders Company, Philadelphia, Pennsylvania, 1996.
6. GEMPERLI, R. *et al.* O Grande Queimado, *in* Knobel, E. Conduta no Paciente Grave, 3ª ed., p. 937-950, Atheneu, RJ, 2007.

Capítulo 9

Atendimento à Criança

9.1. Trauma

É uma das principais causas de morte nos pacientes pediátricos. Suas fontes variam com a idade e com o desenvolvimento físico e mental. Os ferimentos conseqüentes ao trauma localizam-se, em ordem de incidência, no crânio e cérebro, nas extremidades, no abdome e no tórax. Nos ferimentos múltiplos, há predominância da associação crânio-extremidades.

Esses ferimentos atingem um organismo com menor volume sangüíneo, maior tendência ao edema e menor proteção aos órgãos situados na caixa torácica, que proporcionam maior risco de vida.

• *Fontes do trauma:*

— Infante (1-12 meses): queimaduras, uso indevido de equipamentos, quedas do berço.

— 1ª infância (1-3 anos): queda de altura, acidentes em brinquedos, envenenamentos (ingestão de substâncias tóxicas).

— Pré-escolar e escolar (4-12 anos): atropelamentos, acidentes com bicicletas, acidentes na prática de esportes.

— Adolescentes (13- 18 anos): acidentes em veículos motorizados, em bicicletas, em práticas esportivas, ferimentos por armas.

A extensão do trauma pode ser avaliada através de uma escala, que varia de + 12 (ausência de trauma) a -6 (trauma irreversível): "The Pediatric Trauma Score":

	Categoria		
Componente	+2	+1	-1
Peso	> 20 Kg	10-20 Kg	< 10 Kg
Ventilação	normal	mantida	não mantida
Pressão sistólica	> 90 mm Hg	50-90 mm Hg	< 50 mmHg
S. N. C.	alerta	sonolento/"apagado"	coma/descerebração
S. Ósseo	íntegro	fratura fechada	fratura exposta/múltiplas fraturas
Tegumento	íntegro	com lesões	com ferimentos penetrantes

"Pediatria Trauma Score"

Se a pressão sangüínea (pressão sistólica) não pode ser avaliada, atribuem-se os seguintes valores para:

- pulso radial palpável: + 2
- pulso femoral palpável: + 1
- pulso não-palpável: -1

9.1.1. Traumatismo craniencefálico

Resultante, quase sempre, de quedas, acidentes automobilísticos ou agressões físicas (atos de violência contra a criança).

São freqüentes as hemorragias intracranianas, provocadas por rutura de vasos. O diagnóstico da lesão pode se tornar difícil, pela menor capacidade de comunicação da criança.

Alguns ferimentos, como fraturas com "afundamento", fraturas abertas, hemorragias epidurais e subdurais, indicam sempre intervenção cirúrgica.

Uma vigilância restrita deve ser planejada para os portadores de traumatismo craniano, direcionada para os problemas neurológicos que possam aparecer.

A avaliação neurológica da criança pode ser feita através da escala de Coma de Glasgow modificada.

Os escores obtidos variam de 3 a 15. O valor 3 corresponde ao coma profundo não reativo (ausência de qualquer resposta) e o 15, ao indivíduo consciente, orientado e sem alterações motoras.

A capacidade de resposta a estímulos deve ser avaliada com freqüência, atendendo a métodos simplificados: *está alerta? responde a estímulos verbais? a estímulos dolorosos? não responde? reconhece familiares?*

No atendimento à criança com trauma craniencefálico, são pontos fundamentais: a manutenção das condições respiratórias, o combate ao choque e o tratamento da hipertensão intracraniana. Mesmo os traumatismos mais leves devem ser alvos de observação e vigilância; a tendência ao edema é pronunciada, provocando risco de vida.

9.1.2. Traumatismo torácico

Mais freqüente na pré-infância e idade escolar, com o aparecimento de contusões pulmonares, ruturas de brônquios, fraturas de costelas e lesões de esôfago (mais ocasionalmente). *É importante ressaltar que os sinais externos dos ferimentos praticamente não evidenciam as lesões intratorácicas, que devem ser pesquisadas criteriosamente.*

A função respiratória é facilmente comprometida nas lesões do tórax: pequenas alterações na superfície dos pulmões infantis causam grandes desconfortos, pois as trocas gasosas não se processam de maneira conveniente (a superfície dos pulmões infantis é pequena se comparada à dos adultos e, se diminuída, torna-se insuficiente à respiração). Além disso, o pequeno calibre das vias respiratórias pode sofrer a ação obstrutiva de coágulos e de edema local.

A criança com traumatismo torácico pode ser submetida à drenagem torácica (pneumotórax, hemotórax), à intubação endotraqueal e, eventualmente, à cirurgia.

9.1.3. Traumatismos abdominais

Atingem predominantemente o baço e o fígado, seguidos do trato gastrintestinal e órgãos urogenitais. Quase sempre são acompanhados de tratamento cirúrgico (laparotomia exploradora), que esclarece a extensão da lesão e sua gravidade.

Escala de Coma de Glasgow modificada

<table>
<tr><td colspan="4">Abertura de olhos:</td></tr>
<tr><td>“Score”</td><td colspan="2">> 1 ano</td><td>< 1 ano</td></tr>
<tr><td>4</td><td colspan="2">espontaneamente</td><td>espontaneamente</td></tr>
<tr><td>3</td><td colspan="2">ao comando verbal</td><td>à voz alta</td></tr>
<tr><td>2</td><td colspan="2">à dor</td><td>à dor</td></tr>
<tr><td>1</td><td colspan="2">sem resposta</td><td>sem resposta</td></tr>
<tr><td colspan="4">Melhor resposta motora:</td></tr>
<tr><td>“Score”</td><td colspan="2">> 1 ano</td><td>< 1 ano</td></tr>
<tr><td>6</td><td colspan="2">obedece</td><td>movimentos espontâneos</td></tr>
<tr><td>5</td><td colspan="2">localiza a dor</td><td>localiza a dor</td></tr>
<tr><td>4</td><td colspan="2">flexão-retraimento</td><td>flexão-retraimento</td></tr>
<tr><td>3</td><td colspan="2">flexão-anormal
decorticação</td><td>flexão-anormal
decorticação</td></tr>
<tr><td>2</td><td colspan="2">extensão/descerebração</td><td>extensão/descerebração</td></tr>
<tr><td>1</td><td colspan="2">sem resposta</td><td>sem resposta</td></tr>
<tr><td colspan="4">Melhor resposta verbal:</td></tr>
<tr><td>“Score”</td><td>> 5 anos</td><td>2 – 5 anos</td><td>0 – 24 meses</td></tr>
<tr><td>5</td><td>orientado e conversando</td><td>palavras e frases apropriadas</td><td>sorri, murmura apropriadamente</td></tr>
<tr><td>4</td><td>desorientado e conversando</td><td>palavras inapropriadas</td><td>choro; mas consolável</td></tr>
<tr><td>3</td><td>palavras inapropriadas</td><td>choro persistente/gritos</td><td>choro persistente e inapropriado/gritos</td></tr>
<tr><td>2</td><td>sons incompreensíveis</td><td>grunhidos</td><td>grunhidos, “agitação”, desassossego</td></tr>
<tr><td>1</td><td>sem resposta</td><td>sem resposta</td><td>sem resposta</td></tr>
</table>

Fonte: JANES, H. E. *Brain insults in infants and children.* Orlando: Grune and Stratton Publications, 1985.

9.2. Choque Hipovolêmico

O volume sangüíneo normal, em uma criança, é cerca de 8 a 9% do seu peso total, ou 80 a 90 ml/Kg. O choque hipovolêmico ocorre quando há uma perda de 40% ou mais desse volume. Com perdas menores, de 25 a 40%, aparecem sinais e sintomas do choque.

Na avaliação do choque hipovolêmico, devem ser considerados os valores normais dos sinais vitais pediátricos:

• Infante:
freqüência cardíaca: 140 – 160/min.
freqüência respiratória: 40/min.
pressão sistólica: 80 mm Hg.

• Criança maior:
freqüência cardíaca: 140/min.
freqüência respiratória: 30/min.
pressão sistólica: 90 mm Hg.

O cálculo aproximado do valor normal da pressão sistólica, para uma criança, pode ser feito da seguinte maneira:

[idade da criança em anos x 2 + 80]

Exemplo: Cálculo da pressão sistólica de uma criança com 6 anos:
6 x 2 + 80 = 92 mm Hg
A pressão diastólica é cerca de 2/3 da sistólica.

Uma criança em choque hipovolêmico apresenta-se hipotensa, bradicárdica, comatosa, pálida e com a pele fria, com acentuada queda do volume urinário. Antes desta fase, pode ter apresentado períodos de letargia e irritabilidade, taquicardia (pulso filiforme), pele úmida e declínio do débito urinário, além de respostas inadequadas a estímulos.

Numa primeira fase do choque, é administrada à criança solução cristalóide, do tipo Ringer lactato, por via endovenosa (central ou não), numa quantidade de 20 ml/Kg, que pode ser repetida até atingir 100 ml/Kg. Se a criança tiver menos de 6 anos de idade, pode receber essa solução por via intra-óssea (punção na medula tibial).

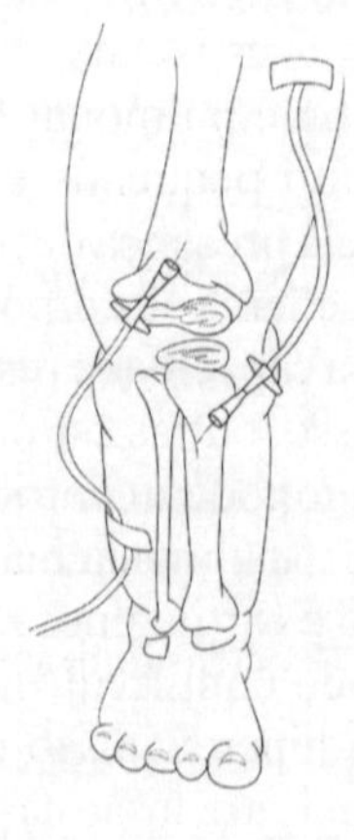

Figura 9.1: Locais para Infusão Intra-Óssea.

O objetivo da administração de volume é proporcionar um fluxo urinário de 1 ml/Kg/h, em crianças de até 1 ano de idade, e de 2 ml/Kg/h em maiores.

Se a criança não responde à expansão volêmica com cristalóides, necessitará de sangue (10 ml/Kg), enquanto seu tratamento é definido.

9.3. Parada Cardiorrespiratória

Raramente, é um evento primário em crianças; geralmente, é secundária à hipóxia causada pela parada respiratória.

O atendimento é dirigido para uma adequada ventilação e oxigenação, manutenção da circulação pela massagem cardíaca manual externa e reversão da acidose.

Durante as manobras de ressuscitação, a criança é submetida a métodos semelhantes aos usados nos adultos.

— *Ventilação/respiração*

Dadas as características das vias respiratórias da criança, a manutenção da ventilação efetiva torna-se alvo de cuidados muito especiais.

A superfície pulmonar e os diâmetros são muito pequenos e facilmente reduzidos pela presença de muco, secreção, sangue, edema ou corpos estranhos, que alteram a capacidade respiratória.

Além disso, outras estruturas em desenvolvimento podem contribuir para que haja ventilação pulmonar inadequada:

a) a laringe é cartilaginosa, alta e anterior, sendo com freqüência comprimida na hiperextensão do pescoço, provocando a oclusão das vias aéreas;
b) a língua da criança é relativamente larga e pode causar obstrução, mesmo nos estados conscientes em que haja depressão sensorial;
c) a traquéia é curta e facilita a intubação seletiva (brônquio direito).

É recomendado, desde que não haja trauma, que a criança seja mantida com o tórax elevado e com a cabeça posicionada de tal maneira que não cause flexão ou extensão do pescoço.

A intubação orotraqueal (mais freqüente, comum e indicada) é precedida de oxigenação com 100% de oxigênio, através de máscara facial. Lâminas retas ou curvas de laringoscópio podem ser utilizadas no processo, *mas as primeiras são as mais indicadas* (sua forma permite o posicionamento sob a epiglote, elevando-a e abrindo as vias aéreas para a entrada do tubo, sem maiores dificuldades).

A escolha do tubo endotraqueal pode ser determinada:

a) Pela idade da criança. Os diâmetros dos tubos são proporcionais à idade:

Recém-nascido	*Tubo de 2,5 a 3 mm*
6 meses	3,5 mm
18 meses	4,0 mm
3 anos	4,5 mm
5 anos	5,0 mm
6 anos	5,5 mm
8 anos	6,0 mm
12 anos	6,5 mm

b) Pela visualização do dedo mínimo da criança. Seu diâmetro corresponde ao do tubo.

Os tubos utilizados para crianças de até 8 anos serão sempre sem "cuff", porque a porção estreitada das vias aéreas está abaixo da laringe e uma oclusão adequada é obtida sem "cuff".

Durante a intubação, a ventilação não deve ser interrompida por mais de 30 segundos. Se houver bradicardia (batimentos cardíacos menores que 60/minuto, nas crianças maiores, e menores que 80/minuto, em crianças de até 1 ano), a intubação deve ser suspensa e a criança ventilada com máscara, com oferta de 100% de oxigênio, até a estabilização cardíaca. Após a intubação, uma sonda nasogástrica é passada, para evitar, além dos vômitos, uma distensão gástrica que pode ser causada por aerofagismo ou pela própria ventilação artificial.

A ventilação com "ambu" deve ser cuidadosa, considerando-se que a criança tem uma parede torácica relativamente delgada, poucos e pequenos alvéolos; os pulmões são pouco complacentes e, até certo ponto, rijos. O volume corrente deve ser suficiente para expandir bilateralmente os pulmões. Pressões e volumes de ar excessivos podem provocar pneumotórax hipertensivo. O "ambu" deve ser apropriado para a criança e com baixo volume de ar para ventilação.

— Circulação

O estabelecimento de uma via de acesso à circulação é indispensável; preferencialmente, através de dissecção ou punções de veias periféricas. A cateterização de uma veia central propiciará a mensuração da pressão venosa, mas poderá ser feita num período mais tardio do atendimento.

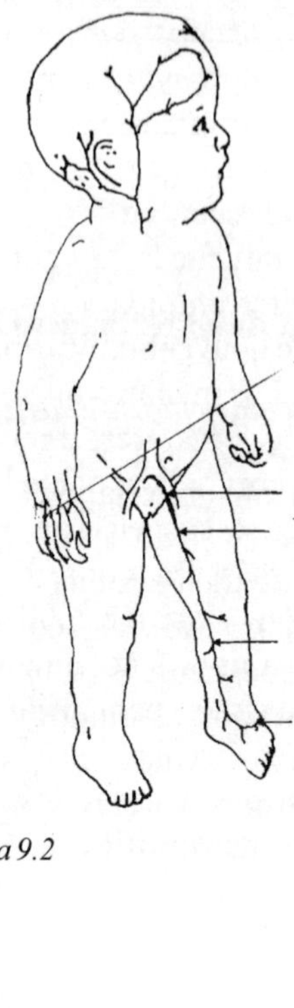

Figura 9.2

Se uma via de acesso não for obtida até os 5 primeiros minutos de atendimento à parada cardiorrespiratória, a via intra-óssea pode ser cogitada para a administração de drogas e soluções.

O acesso vascular intra-ósseo é obtido pela colocação (*pelo médico*) de uma agulha rígida, preferencialmente com mandril, na porção anterior da medula tibial, providenciando entrada a um espaço que é essencialmente um plexo venoso.

— Drogas utilizadas

São basicamente as mesmas utilizadas nos adultos; as diferenças existentes referem-se às dosagens e à freqüência do uso.

Droga	*Dose*		*Apresentação*
• Sulfato de atropina	0,01 – 0,03	mg/Kg	01 mg/ml
• Gluconato de cálcio	0,3	ml/Kg	100 mg/ml (10%)
• Dopamina	2 – 10	µg/Kg/min.	40 mg/ml
• Epinefrina (adrenalina)	0,1 até 0,1	ml/Kg µg/Kg/min.	1:10000;0,01 mg/ml
• Isoproterenol	1	mg/Kg/dose	1 mg/5 ml
• Lidocaína ("bolus")	30	µg/Kg/min.	20 mg/ml (2%)
• Lidocaína (infusão)	até 0,1%	µg/Kg/min.	20 mg/ml (2%)
• Noradrenalina	até 0,5	µg/Kg/min.	1 mg/ml
• Nitroprussiato de sódio			10 mg/ml

Observação: A via endotraqueal pode ser usada para a administração de drogas como a epinefrina, atropina ou lidocaína.

Os objetivos no uso das drogas são: corrigir a acidose, normalizar o batimento cardíaco e corrigir a hipotensão.

• Correção da hipoxemia. Ventilação com 100% de oxigênio, até que os níveis estejam ajustados no sangue arterial e, então, a concentração no ar inspirado possa ser modificada.

• Correção da acidose. Uso de bicarbonato de sódio, na dose inicial de 2 mEq/Kg. Se feita uma gasimetria arterial, a dose pode ser calculada pela fórmula tradicional:

$$mEq\ NaHCO_2 = 0,3 \times peso \times BE.$$

Se não há avaliação de gasimetria arterial, a dosagem é de 1 mEq/Kg a cada 10 minutos de parada.

• Normalização do batimento cardíaco e correção da hipotensão.

— *Desfibrilação*

Usada nas traquiarritmias e na fibrilação ventricular, pouco freqüentes nas crianças.

As pás do desfibrilador devem ter diâmetro adequado: 4,5 cm para o uso nos infantes e 8 cm para as crianças maiores. A carga inicial usada na desfibrilação é de 2 watt/seg/Kg (ou 2 Joules/Kg); se insuficiente, pode ser dobrada e repetida.

A oxigenação inadequada, os desequilíbrios ácido-básicos e a hipotermia interferem diretamente na resposta à desfibrilação; devem ser corrigidos, se presentes.

9.4. Atendimento na Unidade

A criança que apresenta traumatismos, tem sinais de choque, ou está em parada cardiorrespiratória, é atendida na Sala de Atendimento de Emergência.

O objetivo do atendimento é proporcionar, em tempo hábil, os recursos apropriados para a assistência e pronta intervenção nos processos que conduzem à morte.

Desenvolve-se segundo as necessidades mais prementes: a atenção é dirigida para os sistemas que, em colapso, podem ocasionar a morte. Uma acurada avaliação da criança (gravidade da situação), ainda que rápida, deve preceder o atendimento e fornecer os subsídios para a assistência e posteriores encaminhamentos.

O conhecimento das diferenças estruturais entre adultos e crianças nas suas necessidades básicas, provenientes das características anatômicas, psicológicas e emocionais, permite à equipe identificar, com segurança, os sinais que evidenciam situações emergenciais e estabelecer os instrumentos para uma atuação eficaz.

O preparo da equipe que presta assistência à criança e a existência de equipamento específico são fatores indispensáveis para o sucesso no atendimento — *a sobrevida.*

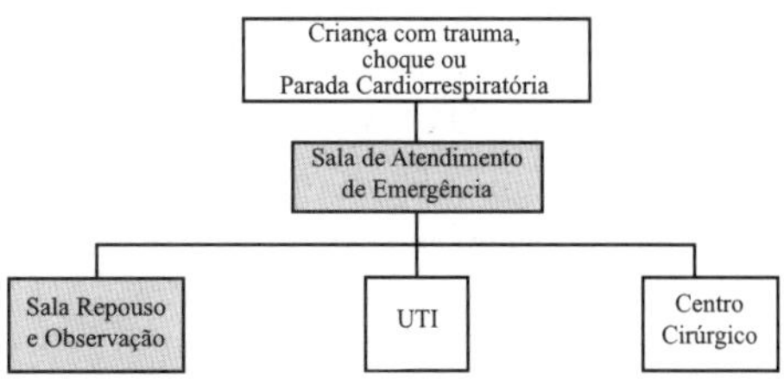

9.5. Assistência de Enfermagem

9.5.1. Sala de Atendimento de Emergência

• Recebimento da criança, com a imediata acomodação na mesa de exames e retirada de toda a roupa e outros objetos pessoais. Avaliação concomitante das condições neurológicas: alerta, respondendo ou não a estímulos verbais e dolorosos, inconsciente.

• Ventilação com máscara e "ambu"; aspirações de secreções orais.

• Massagem cardíaca externa, se for o caso:

— infantes: 100 compressões/minuto;

— crianças maiores: 80—100 compressões/minuto.

• Monitorização cardíaca e estabelecimento de uma via de acesso venosa, com coleta de sangue para exames laboratoriais.

• Oferta de material para a intubação endotraqueal e fixação do tubo.

• Passagem de sonda nasográstrica.

• Administração de drogas c soluções.

• Controle de pulsos carotídeos, femorais e braquiais.

• Apresentação de material para procedimentos médicos invasivos: dissecção de veia, drenagem de tórax, cateter em subclávia etc.

• Estabilização de fraturas e proteção a ferimentos.

• Cateterismo vesical de demora.

• Controle da temperatura.

• Apresentação de material para a desfibrilação, se necessário (ajuste da carga elétrica).

• Registro de traçados eletrocardiográficos.

• Apresentação e instalação, com o médico, do aparelho para a ventilação mecânica.

• Anotações de enfermagem.

• Preparo da criança para a transferência: UTI ou Sala de Repouso e Observação.

9.5.2. Sala de Repouso e Observação

Usada em condições muito especiais. *A criança, após o atendimento crítico, pela complexidade da assistência que requer, deve ser encaminhada à UTI.*

• Recebimento da criança na área, com a acomodação no leito, checando tubos e conexões.

• Instalações do respirador e do monitor cardíaco.

• Checagem e observação das drogas e soluções, com instalações de bomba de infusão.

• Controle dos sinais vitais, considerando e correlacionando as variações dos mesmos segundo a idade.

Idade	F. Cardíaca sistólica por minuto	Freqüência por minuto Respiratória	PA mm Hg
Recém-nascido	100—160	30—60	50—70
1—6 semanas	100—160	30—60	70—95
6 meses	90—120	25—40	80—100
1 ano	90—120	20—30	80—100
3 anos	80—110	20—30	80—110
6 anos	70—100	18—25	80—110
10 anos	60—90	15-20	90—120

Fonte: SIEDEL JS, HENDERSON DP, *Prehospital care of pediatric emergencies,* Los Angeles, 1987.

• Exame físico e avaliação da criança, para a elaboração da prescrição de enfermagem, considerando como objetivo a restauração e a estabilização das condições essenciais para a vida.

• Monitorização das condições de oxigenação, com o uso de oxímetro de pulso.

• Efetivação das prescrições médicas.

• Orientação a acompanhantes e familiares.

9.5.3. Pontos importantes na assistência

— *Vigilância constante:*

Podem, com freqüência, ocorrer alterações cardíacas, respiratórias, neurológicas, circulatórias, urinárias que, se identificadas precocemente, são passíveis de controle e tratamento.

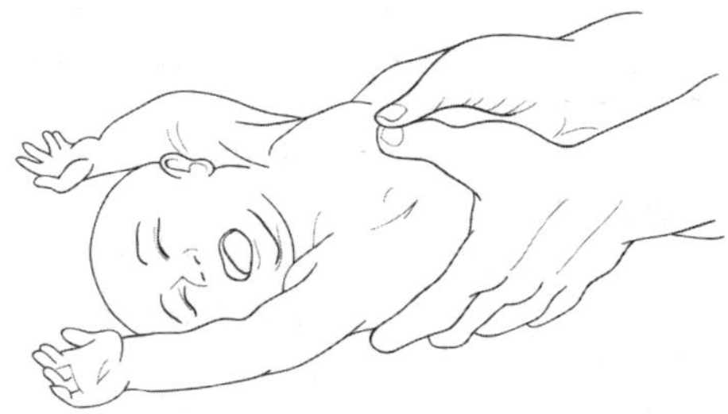

Figura 9.3: Infante.

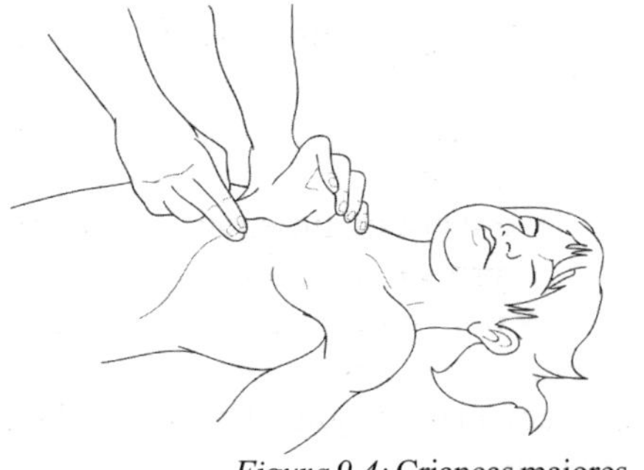

Figura 9.4: Crianças maiores.

Massagem cardíaca externa

— *Ventilação:*

1. Uso do "ambu". Com critério e cuidado pelas características das vias respiratórias: predominantemente com estruturas cartilaginosas, diâmetros pequenos (maior resistência que no adulto) e superfícies pulmonares facilmente sujeitas a colapso.

2. Uso do respirador. Plenamente ajustado às necessidades da criança. Lembrar que o "volume tidal" é de 10 a 15 cc/Kg. A permeabilidade das vias respiratórias deve ser mantida e, aos primeiros sinais de desconforto, medidas devem ser tomadas. Entre elas, a substituição da ventilação mecânica pela manual, enquanto a criança é avaliada.

O primeiro sinal da hipoxemia pode ser uma bradicardia; a cianose é um sinal tardio.

— *Fixação do tubo endotraqueal:*

Feita com fita adesiva (esparadrapo) e precedida do preparo da pele com limpeza (remoção de secreções e gordura) e proteção com "Benjoin". Se não bem fixado, o tubo facilmen-

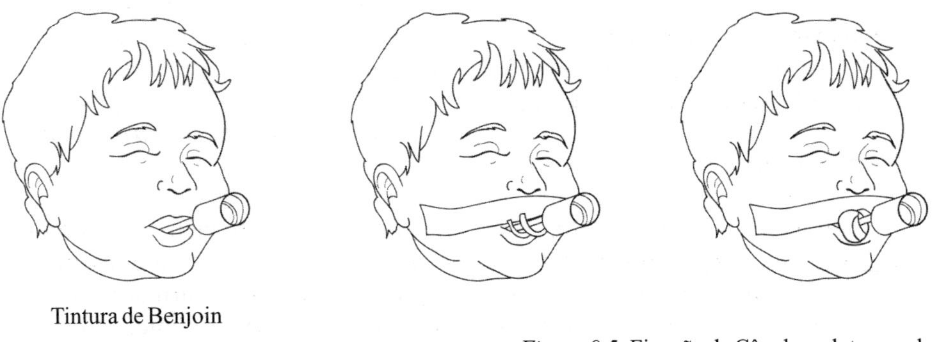

Tintura de Benjoin

Figura 9.5: Fixação da Cânula endotraqueal.

te se desloca, exteriorizando-se ou provocando uma intubação seletiva. A própria tensão produzida pelo 'circuito-paciente' do respirador pode deslocar o tubo; é necessário mantê-lo preso a suporte e em posição inferior à cabeça da criança.

— *Preparo da pele para a punção intraóssea:*

Degermação com um composto iodado ou clorexidina, pelo menos durante 2 minutos. *Esta via para administração de volumes deve ser bastante transitória:* até que se estabeleça outro acesso venoso, francamente facilitado pela expansão da volemia.

— *Combate à hipotermia:*

Freqüentemente constatada em crianças graves e se constituindo num dos fatores limitantes para a recuperação desejada. Agasalhar a criança logo que possível, dando especial atenção à região torácica. *Não iniciar qualquer procedimento para aquecimento a partir das extremidades, pois uma vasodilatação periférica contribuiria para a queda do débito cardíaco e suas conseqüências.*

— *Posição no leito:*

Se possível, com o tórax elevado, sem flexão ou extensão do pescoço. *É muito importante que a face da criança seja completamente visível para a equipe, durante todo o tempo*: mudanças no estado geral são refletidas no semblante e um profissional bem treinado logo as identifica.

— *Restrições no leito:*

Só as verdadeiramente indispensáveis e com muita segurança: tórax e abdome sempre livres. É comum nos estados emergenciais a opção por uma sedação controlada e, então, as restrições podem ser evitadas.

— *Acompanhante:*

Com a criança na Sala de Repouso e Observação, participando do plano terapêutico. A presença de alguém, prontamente identificado pela criança, reduz o estresse, a ansiedade e o medo, que podem contribuir para o agravamento do quadro.

— *Administração de drogas e soluções:*

Estabelecer a correlação dose/efeito e estar atento aos efeitos indesejados. Manter, na Sala de Atendimento de Emergência, um quadro com as drogas usadas nos atendimentos de urgência.

— *Transporte:*

Com ventilação respiratória e circulação adequadas e sem sinais de instabilidade.

Referências Bibliográficas

1. BURRI, C. *et al. Cirurgia do trauma.* São Paulo, E.P.U., 1978, cap. 18, p. 302-18: Assistência à criança traumatizada.
2. FREDRICKSON, J. M. Basic pediatric cardiopulmonary resuscitation (CPR) up date. *J. Emerg. Nurs.*, v. 14, nº 2, p. 76-81, 1988.
3. SEMONIN-HOLLERAN, R. Pediatric trauma patients: differences and implications for emergency nurses. *J. Emerg. Nurs.*, v. 17, nº 1, p. 24-33, 1991.
4. MANLEY, L.; HALEY, K., DICK, M. Intraosseous infusion: rapid vascular access for critically ill or injured infants and children. *J. Emerg. Nurs.*, v. 14, nº 2, p. 63-9, 1988.
5. MORROW, J. C. Simplifying nursing management of pediatric airways and intravenous infusions. *J. Emerg. Nurs.*, v. 14, nº 2, p. 103-6, 1988.
6. OUTWATER, K. M.; LUDWIG, S.; PETERSON, M. B. Pediatric resuscitation. *J. Emerg. Nurs.*, v. 15, nº 6, p. 466-74, 1989.
7. SHERAR, K. V., COOPER, L.T. Systematic orientation of emergency nurses to pediatric arrests. *J. Emerg. Nurs.*, v. 14, nº 6, p. 346-51, 1988.
8. SOUD, T. Airway, breathing, circulation, and disability: What is different about kids? *J. Emerg. Nurs.*, v. 18, nº 2, p. 107-19, 1992.
9. TROSTER, E. J. *et al.* Aspectos Peculiares da Criança Gravemente Enferma, *in* Knobel, E. Condutas no Paciente Grave, 3ª ed., p. 1249-1256, Atheneu, RJ, 2007.
10. WARTH, A. N. *et al.* Alterações Hemodinâmicas na Criança, *in* Knobel, E. Condutas no Paciente Grave, p. 1257-1268, Atheneu, RJ, 2007.
11. FARIA, L. S. *et al.* Insuficiência Respiratória Aguda na Criança, *in* Knobel, E. condutas no Paciente Grave, p. 1269-1282, Atheneu, RJ, 2007.

Capítulo 10

Transporte de Pacientes Críticos

Transportar um paciente crítico é atividade que envolve uma atmosfera de risco e causa preocupação. O paciente, quase sempre em condições que se alteram a curtos intervalos de tempo, fica exposto a um atendimento mais precário e, conseqüentemente, menos seguro.

Um dos pontos básicos na remoção de pacientes críticos é o estabelecimento de normas e rotinas especiais, que favorecem quaisquer intervenções nas eventuais intercorrências e asseguram-lhes a integridade.

A certeza de que a equipe é inteiramente responsável pelo êxito no transporte leva-a a procurar os melhores meios para garantir uma remoção com mínimos fatores de risco. A completa avaliação do paciente antes do transporte tem grande importância no processo; não se mobiliza, por exemplo, um paciente com instabilidade que prenuncia uma parada cardiorrespiratória.

Duas situações são comuns na unidade de emergência: o *transporte interno* (remoções para diferentes áreas ou unidades) e o *transporte* externo (remoções para outras instituições).

10.1. Transporte Interno

Com a utilização de maca, provida de grades, suportes para frascos de soluções (com mais de 1,20 m de altura) e cabeceira móvel. É comum dispor-se hoje de maca de transposição, que facilita muito a mobilização do paciente.

É muito importante que não se concretize o transporte no leito hospitalar, ainda que o mesmo seja dotado de alguns recursos; a maca sempre propicia um deslocamento mais rápido.

Há modelos de maca perfeitamente adequados a um transporte seguro e que minimizam alguns riscos: queda do paciente, rodas que emperram ou deslizam ao invés de girar, trepidações excessivas, ruídos etc.

• *Rotina para o transporte*

1. Contato com a unidade que vai receber o paciente, para a confirmação do leito e o fornecimento de informações sobre as condições clínicas do mesmo.

2. Preparo da maca:

— checar a integridade do equipamento;

— arrumar com a roupa apropriada, deixando à mão um cobertor (ou manta);

— ajustar os suportes para os frascos de soluções.

3. Identificação dos equipamentos e materiais utilizados pelo paciente:

— respirador;

— bomba de infusão;

— monitor cardíaco;

— sistema de drenagem de tórax;

— sistema de coleta de urina;

— sistema de drenagem gástrica;

— outros.

4. Preparo da maca para receber os frascos (ou coletores) de drenagem, com suportes que devem se encaixar em nível inferior ao do colchonete (coxim).

5. Avaliação do paciente:

— condições respiratórias e ventilatórias;

— condições cardiocirculatórias;

— condições neurológicas;

— presença de sondas e drenos;

— presença de cateteres;

— condições musculoesqueléticas (aparelhos gessados, trações etc.);

— controle dos sinais vitais e correlação dos mesmos à terapêutica instalada.

6. Controle de drogas e soluções:

— identificação;

— velocidade de infusão (ou gotejamento/minuto);

— volume administrado;

— permeabilidade de cateteres.

7. Preparo do paciente e acompanhante:

— fornecer informações precisas e objetivas sobre a remoção do paciente (*para onde vai; como vai; com quem vai; porque vai; quando vai;*) e as características da unidade que o receberá.

8. Preenchimento dos itens pertinentes no verso da folha de Evolução e Prescrição de Enfermagem.

9. Transposição do paciente para a maca:

— aspirar as vias aéreas, se necessário;

— colocar a maca paralela ao leito, no lado em que houver menor número de equipamentos e acessórios;

— acertar a posição de “tubulações”: acessórios do respirador (circuito-paciente) ou do cateter de oxigênio/máscara facial, extensões de sondas e drenos, equipos de soro;

— adaptar, se for o caso, frascos de soro e drenagens aos respectivos suportes de maca;

— transportar o paciente para a maca, com a utilização do lençol e com o concurso de, pelo menos, 4 pessoas, sob um comando único;

— controlar a ventilação mecânica/respiração, drogas e soluções, drenos/sondas e extensões, reações gerais do paciente e traçado eletrocardiográfico na tela do monitor;

— observar o paciente por alguns minutos (pelo menos 5);

— desconectar o cabo do monitor cardíaco dos eletrodos;

— subir as grades da maca; elevar a cabeceira, se não houver qualquer impedimento (é mais confortável para o paciente);
— iniciar o transporte com a equipe, que varia em número segundo as necessidades do paciente.

Pontos importantes

• Acompanhar o paciente com o respirador e a bomba de infusão em funcionamento, se os mesmos forem dotados de fonte geradora de energia.

Se não:

1. ventilar o paciente manualmente, com o "ambu" acoplado a uma fonte de oxigênio (unidade respiratória portátil ou torpedo de oxigênio de 50 lb, em suporte próprio), com cuidado e respeitando o seu padrão respiratório;
2. ajustar o gotejamento das drogas à velocidade de infusão da bomba;
3. transportar o paciente com extensões tubulares de drenos e sondas abertas;
4. imprimir ao transporte um ritmo rápido, sem contudo promover correrias desnecessárias;
5. estabelecer com o paciente um contato verbal durante todo o percurso, enquanto o avalia e observa.

10.2. Transporte Externo

1ª Fase

— Checar com o serviço de transporte do hospital a disponibilidade de ambulância (preferencialmente equipada com recursos de UTI) e a confirmação da saída.

— Confirmar na outra instituição o leito destinado ao paciente.

2ª Fase

— Checar a ambulância e seu equipamento, em função das necessidades do paciente a ser transportado. Isto implica o conhecimento do paciente e a identificação das prováveis intercorrências durante a remoção.

— Estabelecer as necessidades a serem satisfeitas durante o transporte, providenciando o equipamento específico, drogas e soluções que eventualmente poderão ser utilizadas (combate à dor, ansiedade, náuseas e vômitos, expansores de volemia etc.) e o pessoal que deve acompanhar o paciente (pelo menos um médico e um enfermeiro).

De uma maneira geral, é preparada uma maleta de mão com drogas, fluidos, seringas, agulhas, tubos endotraqueais, cateteres, gazes, aparelho de pressão, estetoscópio, laringoscópio com jogo de lâminas, equipos e sondas para o atendimento ao paciente.

— Fornecer ao serviço de transporte, detalhes sobre a condição do paciente e seu nível de atenção.

— Dar ao paciente e/ou acompanhante informações sobre o transporte, local de transferência ou encaminhamento, e outros dados eventualmente solicitados.

3ª Fase

— Remover o paciente do leito para a ambulância seguindo os passos do *transporte interno*. Se possível, solicitar à família para transportar os pertences do paciente.

— Instalar o paciente na ambulância, checando tudo o que o acompanha e procurando deixá-lo confortável.

— Manter a administração de soluções e drogas com o auxílio de bomba de infusão (é *muito difícil conseguir uma infusão satisfatória, na ambulância, sem o concurso desta).*

Pontos importantes

- Se o paciente estiver em ventilação mecânica, providenciar um aparelho seguro para o transporte. Diante de qualquer problema ou intercorrência, não perder tempo: ventilar o paciente manualmente ("ambu", conectado a uma fonte de oxigênio, com fluxo de 3 a 5 l).
- Se possível, transportar o paciente em posição semi-Fowler (é mais seguro e minimiza os efeitos das variações de velocidade).
- Usar os cintos de segurança, durante o transporte, para o paciente e para os que o acompanham.
- Conversar com o paciente durante o trajeto, com o objetivo de tranqüilizá-lo.
- Orientar o motorista para só utilizar a sirene da ambulância em situações emergenciais. Certamente, ela contribui para aumentar a ansiedade do paciente!
- Em situações de risco durante o transporte (por exemplo, parada cardiorrespiratória ou necessidade de intubação endotraqueal), solicitar ao motorista que pare o veículo, para melhor atendimento ao paciente. Médico e enfermeiro devem estar junto do paciente durante o transporte.

Com muita freqüência, o transporte de pacientes é feito com a utilização de serviços não pertencentes ao hospital. Mesmo nestas circunstâncias, as condições impostas para a remoção do paciente devem ser consideradas, checadas e exigidas, para que o mesmo não seja exposto a intercorrências desagradáveis ou até fatais.

Repousa sobre o enfermeiro a responsabilidade da preservação da integridade física do paciente, e o transporte deve assegurá-la. Só liberar o paciente em condições seguras, e quando todos os recursos envolvidos no transporte já foram checados e aprovados satisfatoriamente, é papel do enfermeiro mais do que qualquer outro membro da equipe. Torna-se muito importante, então, familiarizar-se com todos os pontos envolvidos no transporte, para que estresses sejam vencidos e o paciente crítico preservado de ações improvisadas que geram riscos.

Referências Bibliográficas

1. DEATON, H. L.; HENSLEY, J. Taking the terror out of transport. Ari. J. Nurs, v. 90, nº 6, p. 58-60, 1990.
2. HARRAHILL, M.; BARTKUS, E. Preparing the trauma patient for transfer. *J. Emerg. Nurs,* v. 16, nº 1, p. 25-8, 1990.
3. LEE, G. Transport of the critically ill trauma patient. *Nurs. Clin. North Am.,* v. 21, nº 4, p. 741-9, 1986.
4. GLEZER, M. *et al.* Remoção do Paciente Grave, *in* Knobel, E. Condutas no Paciente Grave, p. 1663-1670, Atheneu, RJ, 2007.

Capítulo 11

Infecções na Unidade de Emergência

As infecções na unidade de emergência representam um importante problema e se tornam fatores de risco para os pacientes e para os que participam da sua assistência (membros da equipe de saúde). As próprias características da unidade contribuem para uma maior exposição às moléstias infecto-contagiosas e aos vetores de sua transmissão, que pode ocorrer do paciente para a equipe e vice-versa.

A condição crítica do doente, aliada às suas necessidades básicas e, muitas vezes, ao desconhecimento do diagnóstico, história e fatores de risco, expõe os grupos de trabalho e agrava a situação de contaminação na unidade. Os processos infecciosos podem se instalar com facilidade e a equipe multiprofissional, se não alertada e atenta, torna-se o meio de propagação dos mesmos.

As más condições do doente, ao lado de outros fatores, como o pouco cuidado nas práticas assistenciais, com a conseqüente contaminação de equipamentos, materiais, medicações e as próprias mãos, favorecem o desenvolvimento de infecções sistêmicas *(geralmente constatadas em períodos subseqüentes à internação na emergência)*.

Procedimentos técnicos, instalação de equipamentos, métodos invasivos de tratamento e, quase sempre, a própria planta física da unidade são ameaça constante à integridade do doente; qualquer desvio nas técnicas assépticas gera um risco de infecção. Além disso, a concentração de pacientes graves, ao lado da própria equipe de trabalho, já pode ser uma fonte de infecção cruzada.

Muitos pacientes sobrevivem a traumas ou a acometimentos severos e sucumbem à septicemia em período posterior. As defesas orgânicas são quebradas, facilitando a instalação de microrganismos oportunistas, que causam a infecção. Recebem, em condições de urgência, tubos endotraqueais, cateteres intravenosos, arteriais, urinários, drenos torácicos etc.; são alvo da atenção da equipe multiprofissional que, muitas vezes, "corre contra o tempo", quebrando normas e o rigor nos procedimentos.

Muitos procuram o serviço já com a integridade fisiológica alterada (defesas naturais diminuídas).

11.1. Fatores que Predispõem às Infecções

11.1.1. Planta física inadequada

É um fator exógeno para a instalação de processos infecciosos. Uma unidade sem recursos favoráveis para o isolamento de pacientes, para o preparo de medicações, para a limpeza, para a desinfecção e o acondicionamento de material e equipamento, com má localização de expurgos e com número insuficiente de pias e lavabos (ou com a localização dos mesmos em pontos não estratégicos ou de difícil acesso), expõe completamente o paciente a riscos que comprometem seu estado geral.

A transmissão de microrganismos pode se dar através da contaminação do ar pelo uso de aparelhos de ar condicionado (que nem sempre têm sistema de exaustão externa e freqüentemente fazem recircular o ar), de inaladores e de respiradores mecânicos. Piso, teto e paredes são ricos em microrganismos.

Nem sempre a planta física (em sua maioria adaptada) propicia o fluxo adequado de lixo, roupa e material usados, alimentos e a própria circulação do pessoal, acentuando a possibilidade de disseminação de germes.

11.1.2. Recursos humanos insuficientes

Uma baixa relação quantitativa paciente/equipe multiprofissional não garante o atendimento seguro e pode causar o aparecimento de infecções, pela qualidade deficiente da assistência.

Pela sobrecarga de trabalho, há uma tendência ao abandono do rigor técnico nas práticas assistenciais, muitas vezes amparada na falsa premissa de que "as complicações são resolvidas depois".

Qualquer procedimento que negligencia esse rigor torna-se, pois, um risco.

Todo processo de contaminação pode ser minimizado pelo cuidado zeloso de enfermagem, desenvolvido por pessoal em número adequado, segundo modelos e planos preestabelecidos.

11.1.3. Equipe de trabalho não treinada

As ações improvisadas desenvolvidas por pessoal não treinado e, em freqüentes situações, não motivado, proporcionam meios para a instalação de infecções exógenas e iatrogenias.

É sabido que a terapia endovenosa, o cateterismo vesical, os cateterismos arteriais e outras manobras invasivas quase sempre são fatores agravantes do desenvolvimento de infecções, e as mãos dos profissionais que prestam assistência ao doente são o maior veículo de contaminação cruzada.

A falta de um treinamento sistematizado, preparando a equipe de enfermagem nos aspectos cognitivos, nas habilidades e atitudes (comportamento) e a rotatividade do pessoal acarretam um desempenho ineficaz e a pouca atenção à manipulação segura do paciente. Os erros podem se tornar comuns, com conseqüências desastrosas e, no que diz respeito à prevenção dos processos infecciosos, há a tendência de se relegar métodos e instrumentos a um plano secundário.

Uma equipe não voltada expressivamente para a prevenção de danos trabalha em situações emergenciais sem avaliar ou considerar as complicações oriundas de um desempenho descuidado. Tem a tendência de sugerir que todas as complicações posteriores (mesmo as iatrogênicas), uma vez instaladas, podem ser cuidadas num segundo tempo. Assume a postura de que as mesmas são inevitáveis em situações emergenciais, e de que a equipe só deve se preocupar com o atendimento à intercorrência que gerou o risco de vida! O paciente atendido em meio a esta filosofia, com certeza terá, entre outras coisas, processos infecciosos locais e sistêmicos.

11.1.4. Condições dos pacientes

Em geral, os pacientes trazidos à emergência, pelas suas condições físicas, têm as defesas naturais diminuídas (lesões extensas ou não, que funcionam como portas de entrada aos agentes infecciosos; atendimento pré-hospitalar inadequado; contaminação já instalada pela presença de sujidades etc.).

Sofrem uma verdadeira "invasão" de cateteres, tubos, drenos, além de estarem sujeitos a uma terapia intravenosa maciça. Ficam predispostos às infecções, adquiridas através do uso de soluções e antissépticos contaminados, da instalação de equipamentos expostos ao meio ambiente sem proteção adequada (respiradores, inaladores, nebulizadóres), além daquelas que provêm do próprio organismo (luz intestinal, árvore respiratória, sistema urogenital, superfície cutânea).

Tornam-se suscetíveis a infecções respiratórias *(Streptococcus, Pseudomonas aeruginosa, Candida, Stafilococcus aureus),* infecções urinárias (germes Gram-negativos), infecções sistêmicas (enterobactérias, estafilococos, fungos) e infecções em locais de menor resistência (inserções de drenos e cateteres).

11.1.5. Recursos materiais insuficientes e impróprios

Equipamentos e material que não atingem os objetivos da assistência facilitam a veiculação de germes e se tornam reais ameaças aos pacientes. Se íntegros e convenientemente manipulados, podem assegurar, ao lado de outros recursos, a prevenção de infecção.

11.2. Pontos Importantes na Prevenção da Infecção

11.2.1. Limpezas concorrente e terminal da unidade

1. Com água e sabão (cerca de 80% dos germes são removidos de superfícies, com esta prática).
2. Com o uso de desinfetantes (remoção de 90 a 95% dos germes).
   Toda limpeza deve seguir um planejamento criterioso, com a observação de regras estabelecidas segundo as diferentes áreas da unidade e sua utilização.

Um grande número de desinfetantes pode ser usado nos procedimentos de limpeza. A seleção criteriosa dos mesmos, consideradas suas características, viabiliza o uso mais seguro e eficiente. A unidade deve dispor de um "guia" para a seleção e o uso do desinfetante, com recomendações específicas, que assista ao profissional na elaboração de normas e rotinas de limpeza.

A determinação dos fluxos de lixo, roupa usada, material e objetos contaminados é também recurso utilizado no controle das infecções.

11.2.2. Atendimento ao doente

Um dos graves problemas enfrentados nos serviços de emergência é o atendimento ao doente de forma desordenada e sem muita atenção aos princípios de assepsia. A certeza de que o tempo é um fator agravante nas condições emergenciais, faz com que, muitas vezes, sejam deixados de lado o zelo e o rigor nas práticas assistenciais, dando oportunidade a que processos infecciosos se instalem com facilidade, uma vez que o paciente está altamente vulnerável.

Alguns procedimentos como a intubação endotraqueal, o cateterismo vesical, as dissecções de veias, as drenagens torácicas e as punções de vasos (veias e

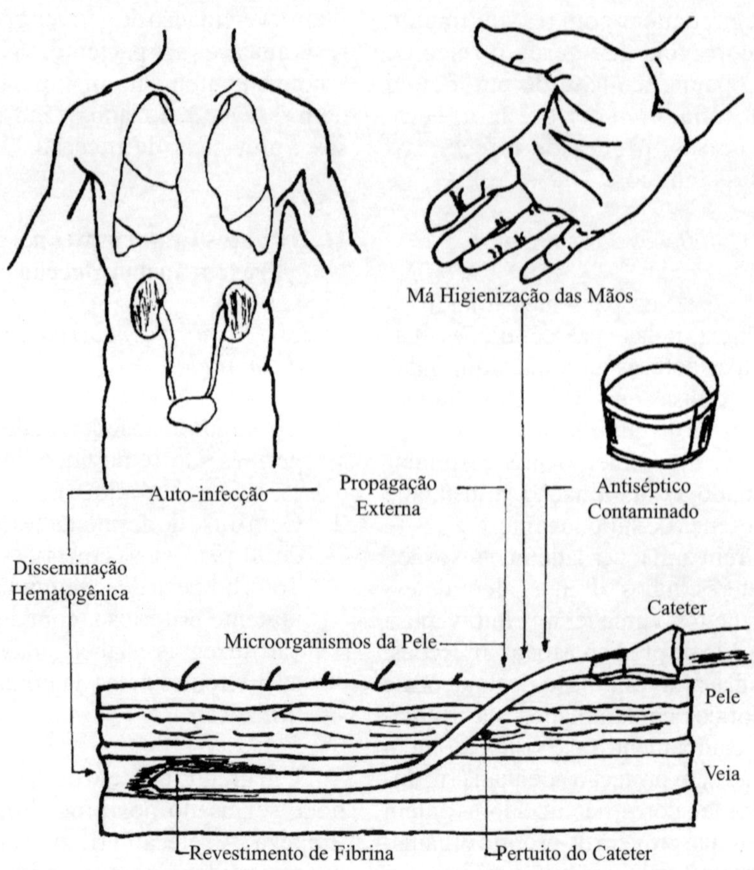

Figura 11.1: Fonte de Infecção Endovenosa

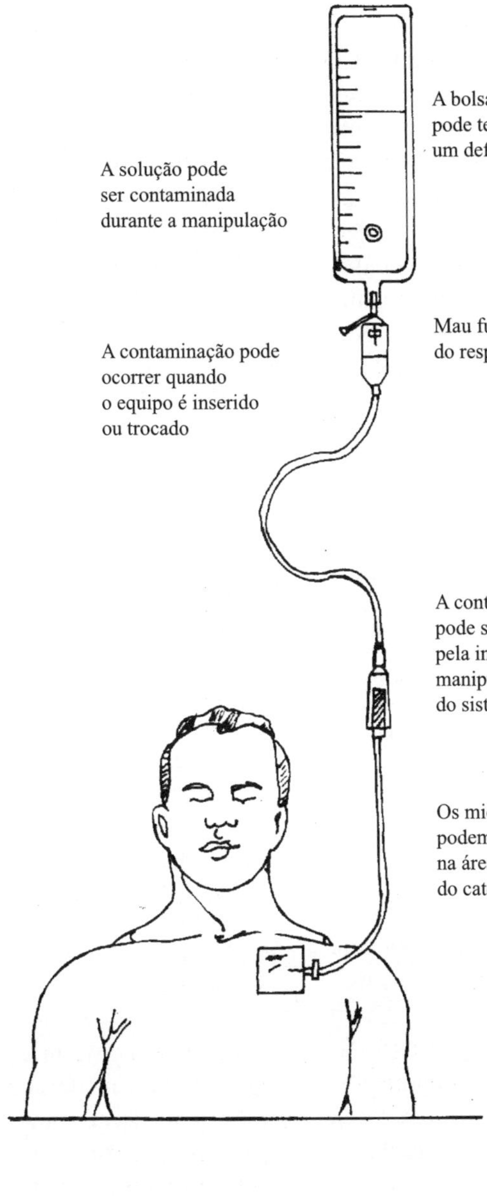

Figura 11.2: Como os microorganismos entram no sistema endovenoso.

artérias) facilitam a veiculação de germes, que terão oportunidade de se instalar e proliferar.

Nas vias aéreas, há, pela presença de secreção, disseminação de germes. O lubrificante para a cânula endotraqueal (xylocaína geléia a 2%) deve ser mantido em condições de esterilidade (novo e aberto a cada procedimento, com o uso de uma agulha esterilizada). As infecções urinárias, geralmente ascendentes, são quase sempre provocadas por microrganismos Gram-negativos, introduzidos no organismo através do cateterismo vesical.

O uso de drogas e soluções na terapia endovenosa pode estar relacionado ao aparecimento de infecções, se sofrer um processo inadequado de manipulação e administração *(com uma freqüência maior que a imaginada, as soluções são contaminadas durante o preparo).* Os processos infecciosos originários deste procedimento são predominantemente causados por enterobactérias, estafilococos e fungos, muito próprios das mãos do profissional da saúde.

Um alto risco para a aquisição de infecções periféricas, através de cateteres endovenosos, acompanha os pacientes graves, pela incorreta e pouco freqüente higienização das mãos de quem os manipula e pela deficiente antissepsia da pele para a punção. O uso de antissépticos contaminados (mal-acondicionados, em recipientes impróprios, sem troca freqüente, e expostos ao meio ambiente), agrava a condição de contaminação. Devem sempre estar preparados em pequenas quantidades, para serem desprezados após o uso.

As infecções periféricas são mais comuns em pacientes acometidos por moléstias crônicas ("diabetes mellitus", doenças cardiopulmonares), submetidos à corticoterapia, com infecções prévias, com HIV positivo e com desnutrição.

São, então, fontes de infecção endovenosa: mãos mal-lavadas, soluções e antissépticos contaminados, germes da pele do paciente (como o *Staphylococcus epidermidis),* o próprio cateter e seu trajeto intravenoso.

Algumas medidas simples devem ser tomadas para prevenir a infecção:

— Correta e freqüente lavagem das mãos (*é ainda o meio mais efetivo para prevenir infecções nosocomiais*).
— Uso de luvas estéreis nos procedimentos invasivos.
— Perfeito desempenho técnico, *sem concessões*, nos procedimentos, preferencialmente assegurado por protocolos e manuais. Um pessoal motivado a trabalhar com atenção e a executar suas tarefas com rigor e presteza é instrumento para diminuir as fontes de infecção.
— Vigilância constante e avaliação das condições de trabalho.

11.2.3. Cuidado com o material e o equipamento

A lavagem, a desinfecção e a esterilização de cada material e equipamento precisam obedecer a uma padronização, com a utilização de medidas seguras e segundo um controle prático e eficiente.

A individualização no uso de qualquer material torna-se indispensável, para que um suporte seguro contra a contaminação seja garantido e para que a disseminação de germes (predominantemente Gram negativos) seja evitada.

11.2.4. Cuidados especiais com a Hepatite Viral B (HVB) e a AIDS

• Em relação à equipe

Muito se tem escrito acerca dos microrganismos causadores da hepatite viral B e da AIDS, encontrados no sangue e em outros fluidos corporais. Embora estatisticamente se saiba que o profissional da saúde corre grande risco de contágio, este tem sido relativamente raro.

A grande via de contaminação é a transcutânea, em acidentes com agulhas, bisturis, vidros contaminados e tesouras.

"Estima-se que para cada 150 acidentes com perfuração de pele, um resulte eficaz para a infecção com HIV (0,610), enquanto essa proporção se eleva para 6 (30°10), quando se trata do vírus da hepatite B."

Há relato de alguns casos de infecção pelo HIV, através do contato do sangue (ou cultura do vírus) com as mucosas ocular, labial, rebordo das unhas, lesões cutâneas em mãos.

O vírus da hepatite B é, na realidade, mais infectante que o da AIDS e sua transmissibilidade é alta, pela existência de portadores crônicos assintomáticos ("cerca de 5 a 10% de quem se infecta com o VHB ... adquirem essa condição").

O uso consistente de *precauções universais* (elaboradas pelo Centro de Controle de Doenças — CDC — dos Estados Unidos) é a medida mais eficaz e o melhor controle da infecção por HIV e HVB. São elas:

1. "Todo profissional da saúde deve, rotineiramente, usar barreiras preventivas apropriadas para impedir a exposição da pele e mucosas ao sangue ou fluidos orgânicos. Luvas devem ser usadas quando o profissional da saúde tocar sangue ou fluidos orgânicos, mucosas ou pele com lesões (de qualquer paciente), manuseio de utensílios ou superfícies contaminadas com sangue ou fluidos orgânicos e, finalmente, sempre que praticar punções venosas ou outros procedimentos vasculares. As luvas devem ser mudadas após contato com cada paciente. Máscara e óculos protetores, ou escudos plásticos faciais, devem ser usados sempre que ocorrer a possibilidade do procedimento gerar gotículas de sangue ou outro fluido orgânico que possam atingir as mucosas da boca, nariz e olhos. Aventais devem ser usados durante procedimentos que podem gerar borrifamento de sangue ou outros fluidos orgânicos.

2. As mãos e outras superfícies corpóreas devem ser lavadas imediatamente, intensamente, sempre que entram em contato com sangue ou outros fluidos orgânicos. Inclusive, as mãos devem ser lavadas imediatamente após a remoção das luvas.

3. Todo profissional da saúde deve tomar precauções no sentido de evitar ferimentos:

a) com agulhas, bisturis e outros instrumentos cortantes, além de equipamentos médico-cirúrgicos (endoscópios, dialisadores, respiradores etc.);
b) quando da limpeza de instrumentos já utilizados;
c) durante o descarte de agulhas já utilizadas; e
d) quando manusear instrumentos cortantes já utilizados.

Para prevenir ferimentos por agulhas de injeção, recomenda-se não recapar a agulha, não dobrá-la ou quebrá-la com a mão, não retirá-la da seringa descartável, não manuseá-la. Após seu uso, seringas e agulhas descartáveis, lâminas de bisturi e outros instrumentos cortantes devem ser colocados em recipiente resistente à perfuração e descartados; estes recipientes devem ser colocados o mais próximo possível da área onde estão sendo utilizados os instrumentais. Agulhas e outros instrumentos não descartáveis também devem ser colocados em recipientes resistentes à perfuração para serem levados à área de esterilização.

4. Embora a saliva não tenha sido implicada na transmissão do HIV, recomenda-se o uso de peças bucais intermediárias ou bolsas de ressuscitação para evitar a prática da respiração direta boca a boca em situações emergenciais.

5. Profissionais da saúde que apresentarem lesões exsudativas ou dermatites úmidas devem evitar qualquer contato direto com pacientes ou equipamentos usados em pacientes, até que suas lesões estejam curadas.

6. Não se admite que as profissionais da saúde grávidas estejam sob maior risco de se infectar com o HIV; contudo, se uma profissional grávida se infectar, o concepto corre risco (50%) de transmissão perinatal da infecção. Devido a este risco, devem estar familiarizadas com a problemática e observar rigorosamente as precauções que minimizam o risco de contágio.

A implementação de precauções universais para evitar transmissão por sangue ou fluidos orgânicos para todos os pacientes (com ou sem AIDS) evita a necessidade de isolamento na 'categoria sangue ou fluidos orgânicos' anteriormente recomendada pelo CDC para pacientes reconhecidos ou suspeitos de infecção por patógenos circulantes no sangue. Precauções de isolamento devem ser usadas sempre que condições associadas, tais como diarréias infecciosas ou tuberculose, sejam diagnosticadas ou suspeitadas." *(Fonte:* VERONESI, R. *Precauções do cirurgião com a AIDS,* Residente de Cirurgia, São Paulo, 1992).

Nos procedimentos invasivos, barreiras apropriadas devem ser usadas rotineiramente, em qualquer paciente que é atendido na unidade: luvas e máscaras cirúrgicas, óculos ou capacetes protetores faciais, aventais.

Há risco aumentado de contágio nos procedimentos cirúrgicos e as precauções devem ser severas: o uso de luva dupla e sempre íntegra deve ser preservado, ao lado das outras medidas.

A imunização preventiva (vacinas específicas, seguras e inócuas) contra o vírus da hepatite B é proposta para os profissionais de saúde, que regularmente estão expostos a riscos.

• Em relação ao paciente

A manutenção das medidas de precaução é recomendada, estabelecendo-se condutas de isolamento em função da real condição do paciente (gravidade e tipo de acometimento).

11.3. O Papel do Enfermeiro

O enfermeiro torna-se o profissional "de ponta" na efetivação das medidas de combate à infecção. Sua conduta, firme e cuidadosa, deve assegurar aos pacientes e à equipe de saúde a proteção desejada durante a assistência, contra a transmissão de doenças infecciosas e a contaminação cruzada.

Fica moralmente obrigado a dispensar cuidados, usando das precauções, e a prover os meios, para que os grupos de trabalho se mantenham informados a respeito dos riscos a que se expõem no atendimento às necessidades dos pacientes.

Programas educacionais, abordando o impacto das infecções na unidade de emergência (custos, morbidade, mortalidade, conseqüências etc.), devem ser elaborados periodicamente, com o objetivo de melhor preparar o pessoal para um desempenho pleno de suas atividades.

Conhecer e participar de comissões de controle de infecção; informar-se sobre os índices de infecção hospitalar, que na verdade refletem o padrão de atendimento, e estar atento às medidas de prevenção adotadas pela unidade constituem os meios para uma proteção efetiva e para a criação de facilidades no desenvolvimento da assistência a serem desenvolvidos pelo enfermeiro.

Sua melhor atuação emerge de acurada informação sobre os processos infecciosos e seus mecanismos de prevenção e produz resultados imediatos, traduzidos no bem-estar do doente e no fazer da unidade de emergência uma fonte de assistência à saúde.

Em suma, as infecções estarão sob um controle mais amplo, na unidade, se o enfermeiro se propuser a uma vigilância constante, ao estabelecimento de normas e rotinas em relação às mesmas e ao exercício de um trabalho criterioso. A prevenção deve ser um esforço global, contínuo e integral ("a prevenção é sempre preferível à cura"), atrelada a princípios ético-morais estritos, que dão o caráter de compromisso incondicional às práticas assistenciais nas unidades de emergências.

Referências Bibliográficas

1. EMERGENCY NURSES ASSOCIATION. Infections diseases and the emergency care setting. *J. Emerg. Nurs.,* v. 17, nº 3, p. - 31A-2A, 1991.
2. EVANS, R. R. *et al.* Computerized identification of patients at high risk for hospital-acquired infection. *Am J. Infect. Control,* v. 20, nº 1, p. 4-10, 1992.
3. FOCACCIA, R. Precauções do cirurgião com a hepatite viral B (HVB), *in* MORAES, I. N. *et al. Residente de Cirurgia,* p. 121, São Paulo, ROCA, 1992.
4. McGOVERN, K. 10 Golden rules for administering drugs safely. *Nursing,* v. 22, nº 3, p. 49-56, 1992.
5. MELLO, J. B. Infecção em cirurgia, *in* MORAES, I. N. *et al. Residente de Cirurgia,* p. 176-81, São Paulo, ROCA, 1992.
6. MESSNER, R.; PINKERMAN, M. L. Preventing a peripheral I.V. infection. *Nursing,* v. 22, v. 6, p. 34-41, 1992.
7. RUTALA, W. A. APIC guideline for selection and use of desinfectants. *Am. J. Infect. Control.,* v. 18, nº 2, p. 99-117, 1990.
8. SAGHAFI, L. *et al.* Exposure to blood during various procedures: results of two surveys before and after the implementation of universal precautions. *Am. J. Infect. Control.,* v. 20, n. 2, p. 63-7, 1992.
9. VERONESI, R. Precauções do cirurgião com a AIDS, *in* MORAES, I. N. *et al. Residente de Cirurgia,* p. 119-120, São Paulo, ROCA, 1992.
10. RYAN, C. J. Pulmonary Infections, *in* Clochesy, J. M. *et al.* Critical Care Nursing, 2ª ed., p. 620-628, W.B. SAunders Company, Philadelphia, Pennsylvania, 1996.
11. WORKMAN, M. L. Physiologic Response to Infection, *in* Clochesy, J. M. Critical Care Nursing, 2ª ed., p 1165-1189, W.B. Saunders Company, Philadelphia, Pensylvania, 1996.